U0315155

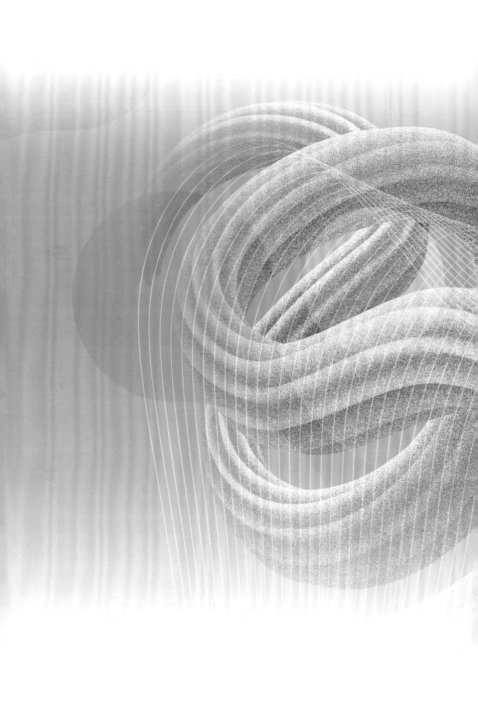

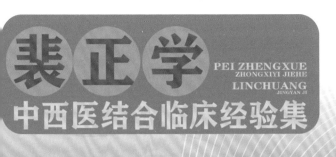

裴正学

PEI ZHENGXUE
ZHONGXIYI JIEHE
LINCHUANG
JINGYAN JI

中西医结合临床经验集

泌尿系统

MINIAO XITONG

张桂琼 编

甘肃科学技术出版社

图书在版编目（ＣＩＰ）数据

裴正学中西医结合临床经验集.泌尿系统 / 黄邦荣
主编. -- 兰州 : 甘肃科学技术出版社, 2022. 1
ISBN 978-7-5424-2907-0

Ⅰ. ①裴… Ⅱ. ①黄… Ⅲ. ①泌尿系统疾病–中西医
结合–临床医学–经验–中国–现代 Ⅳ. ①R2-031

中国版本图书馆CIP数据核字（2022）第004412号

目录

第一章　急性肾小球肾炎

急性肾小球肾炎（简称急性肾炎），是以血尿、蛋白尿、少尿、水肿和高血压等为主要临床表现的肾脏疾病。可发于任何年龄，以儿童为多见。1827 年，Richard Bright 首次提出急性肾炎与某些感染，特别是猩红热有关。20 世纪初，大量的报道说明本病与 B- 溶血性链球菌 A 族的感染关系密切。50 年代初，科学家又根据 B- 溶血性链球菌菌体细胞壁的 M 蛋白的免疫性质而将它分为若干种类型，并明确指出，引起急性肾炎的链球菌是 B- 溶血性链球菌甲组 12 型中的致肾炎菌株。

一、生理病理

急性肾炎大部分发生于 B- 溶血性链球菌感染之后，最常见的前驱感染为咽峡炎、扁桃体炎和皮肤脓疱疮，感染的轻重与肾炎的发生率无相关。链球菌感染后导致肾炎的原因，是感染引起的机体内自身免疫反应。其根据是：①发病前 2 周有咽峡炎或脓疱疮，符合免疫反应时间，咽拭子培养常有链球菌存在；②患者血中抗链球菌溶血素 O 升高，表明机体在近期内有链球菌感染史；③在患者肾小球基底膜处可找到链球菌抗原；④急性期患者血中补体C3含量明显下降，表明本病是链球菌感染引起的免疫复合物疾病，故急性肾炎也有链球菌感染后肾炎之称。但后来发现，除溶血性链球菌外，葡萄球菌、肺炎双球菌、伤寒杆菌、白喉杆菌、疟原虫、乙型肝炎病毒、麻疹、水痘以及肠道病毒等感染，亦可诱发肾炎，其发病机理可能与链球菌感染相似。

急性肾炎的病理改变呈弥漫增生性肾炎。轻者仅见肾小球系膜细胞轻度增生，内皮细胞肿胀、增生，伴中性粒细胞、单核细胞浸润。重者表现为肾小球渗出、出血、毛细血管襻坏死，少数球囊上皮有新月体形成，电镜下见肾小球上皮下驼峰样电子致密沉积物。肾小管无明显改变，肾间质可出现单核细胞浸润及水肿。

二、诊断

（一）临床表现

1. 水肿

90%以上的患者可出现不同程度的水肿。引起水肿的原因有：①肾小球滤过率下降而肾小管重吸收功能正常，形成球管功能失衡；②机体的免疫反应导致毛细血管通透性增高，水分外渗；③肾炎时肾缺血，肾素增高，通过肾素－血管紧张素－醛固酮的作用，导致水钠潴留。

2. 高血压

60%～70%的急性肾炎患者，会出现高血压症状。其原因是：①高血容量；②肾素分泌增加。此外，患者常有头痛、头晕、恶心等症状，重者甚至会出现烦躁不安、视力障碍等中枢神经系统症状。

3. 尿改变

100％患者有尿改变。表现为尿少甚至短期内无尿，尿比重高于 1.012；90％以上患者可见镜下血尿，30％患者可见肉眼血尿，呈"洗肉水样"。几乎所有患者均可出现蛋白尿，为 + ～ +++，一般尿蛋白定量 < 3.5g/d。若本病患者少尿时间超过一周，可出现一过性氮质血症、代谢性酸中毒，随尿量增多逐渐减轻。全身症状表现为乏力、纳差、腰痛、排尿不适等。

（二）相关检查

轻度贫血，血沉增快，可伴有血浆白蛋白下降，α 球蛋白升高，血 C3 和 CH50 下降；抗链球菌溶血素 O 升高；尿纤维蛋白原降解产物（FDP）常升高。

（三）诊断标准

（1）起病较急，病情轻重不一。

（2）一般有血尿（镜下或肉眼血尿）、蛋白尿，可有管型尿（如红细胞管型、颗粒管型等）。常伴有高血压及水钠潴留症状（如水肿等）。可有短暂的氮质血症。B超检查双肾无缩小。

（3）部分病例有急性链球菌或其他病原微生物的感染史，多在感染后 1 ～ 4 周发病。

（4）大多数预后良好，一般在数月内痊愈。

（四）鉴别诊断

1. 发热性蛋白尿

各种发热性疾病都可有一过性蛋白尿，甚至有镜下血尿，但无高血压、水肿等症状；随着热退，尿改变也随之消失。

2. 急性肾盂肾炎

常有腰部疼痛不适、血尿和蛋白尿等类似肾炎的表现，应予鉴别。前者多无少尿、水肿、高血压症状，但尿中白细胞数明显增多，尿细菌培养阳性，抗感染治疗有效。

3. 慢性肾炎急性发作

详见《慢性肾炎肾小球》一章。

4. IgA 肾病及非 IgA 系膜增生性肾炎

常于呼吸道感染后发生血尿、蛋白尿，呈急性肾炎综合征，但潜伏期短，补体正常，约 40% 患者血 IgA 升高。不典型者需肾活检鉴别。

三、治疗

1. 一般护理

卧床休息至血尿消失，浮肿消退，并发症消除，方可逐渐活动。宜低盐(每日 1 ~ 3g)，低蛋白(每日每千克体重 0.5g，应以优质蛋白又称高生物价蛋白，如瘦肉、蛋类、奶、鱼等)饮食。

2. 抗生素

一般主张用青霉素或大环内酯类抗生素（如红霉素等），10 ~ 14d 为一疗程。若病情迁延反复伴扁桃体病灶者，应考虑作扁桃体摘除术。

3. 利尿剂

氢氯噻嗪片 25mg，每日 3 次或速尿 20 ～ 120mg，一日 3 次，口服或肌注。少数用利尿剂后仍血压控制不理想者，可加用硝苯啶每日 20 ～ 40mg 或肼哒嗪成人 20mg 肌注或 25 mg 每日三次、口服，儿童每千克 0.15mg，或利血平儿童每千克 0.07mg，或每次 1mg，12h 肌注 1 次。

无须用皮质激素或细胞毒药物治疗。

四、裴正学教授诊疗经验

（一）裴正学教授治疗急性肾炎总的思维方法

裴正学教授认为急性肾小球肾炎属中医之"风水""皮水"范畴。多因外感风邪、饮食不节、脾肾亏虚等引起的，以浮肿、尿少、蛋白尿、高血压为主要表现的水肿性疾病。

肺主一身之气，且主治节而通调水道，宣肺气而布散水津。外感风邪，风邪上受，内舍于肺，肺失宣发，津液输布异常，不能通调水道，下输膀胱，致风水相搏，水湿郁阻，内伤脏腑，外溢四肢肌肤，发为本病。饮食不节，冒雨涉水，居住潮湿，或湿热疮毒浸淫肌肤，脾失健运，水液转输失调；或过食生冷，脾阳被困，或饮食劳倦，损伤脾气，脾失传输，水湿内停，乃成水肿；脾气亏虚，脾失统摄，精微下泄而成蛋白尿；肾主水，水液之代谢全靠肾阳之气化方可输布。房事过频，或久病劳欲，肾精亏损，则膀胱气化不利，开阖失常，水湿泛溢肌肤；肾虚封藏失职，精微物质流失，则尿蛋白、尿潜血出现；肾阴不足，虚热内生，热伤血络，则尿血而发为本病。

裴正学教授经常吟咏《景岳全书》中这段话作为对水肿病因、病机之诠释，云："凡水肿等证，乃肺、脾、肾三脏相干之病。盖水为至阴，故其本在肾；水化于气，故其标在肺；水惟畏土，故其制在脾。今肺虚则气不化精而化水，脾虚则土不制水而反克，肾虚则水无所主而妄行。"

综上所述，水肿乃全身气化功能障碍，外感风邪，肺失宣降，脾失健运，肾失开阖，致三焦气化不利，膀胱气化无权，水湿受阻，精微物质下泄，而成本病。

本病迁延日久，失治误治，则可逐渐延及它脏，变生它证，缠绵难愈，从而形成慢性肾炎。

（二）裴正学教授治疗急性肾炎辨证及用药

裴正学教授对水肿之治法，经常吟咏《素问·汤液醪醴论》："平治于权衡，去菀陈莝，开鬼门，洁净府。"

《金匮要略·水气病》："诸有水者，腰以下肿，当利其小便，腰以上肿，当发其汗乃愈。"以上两条经文明确阐述水肿之治则，对后世治疗此病提供了借鉴。

1. 外感风邪，肺失通调

证见：上呼吸道感染后突发面部浮肿，伴有恶寒，发热，咳嗽，四肢酸困，小便不利，舌红苔白，脉浮紧。

治则：疏风清热，宣肺行水。

方药：越婢加术汤、麻杏石甘汤、大青龙汤、小青龙汤加减。

麻黄 10g，杏仁 10g，生石膏 30g（先煎），炙甘草 6g，茯苓 10g，白术 10g，桂枝 10g，生姜 6g，大枣 4 枚，干姜 6g，细辛 3g，五味子 3g，半夏 6g。

加减：咽喉疼痛者，加金银花 15g，连翘 15g，蒲公英 15g，败酱草 15g 清热解毒。咳喘者，加厚朴 10g，方剂演变为桂枝加厚朴杏子汤；此方为治疗外感风寒，肺气不宣之咳嗽、气喘良方。头痛者，加川芎 6g，白芷 6g，细辛 3g，羌活 10g，独活 10g，防风 10g。小便不利者，加白术 10g，茯苓 10g，泽泻 10g，车前子 10g（包煎）淡渗利湿。

2.脾虚湿困

证见：头、面部浮肿，继而全身浮肿，胸闷纳呆，小便不利，恶风发热，舌质红，苔白腻，脉浮数或滑数。

治则：宣肺解毒，利湿消肿。

方药：实脾饮、五苓散、五皮饮加减。

茯苓 10g，猪苓 10g，泽泻 10g，白术 10g，桂枝 10g，甘草 6g，木瓜 30g，干姜 6g，厚朴 10g，草豆蔻 6g，大腹皮 15g，葫芦皮 15g，车前子 10g（包煎），汉防己 10g，黄芪 15g。

加减：阳虚怕冷，四肢冰凉，小便不利者加附子 6g（先煎），干姜 6g，白芍 10g。胸闷气短，胸中有水者加汉防己 10g，川椒 10g，葶苈子 10g，大黄 6g（后下）。

水肿，腰膝酸软，纳差乏力，腹泻者，属脾肾亏虚，用芡实合剂加减。

组方：枇杷叶 10g，山药 10g，黄芪 10g，菟丝子 10g，女贞子 10g，旱莲草 15g，芡实 30g，金樱子 30g，百合 10g，党参 15g，白术 10g，茯苓 10g，甘草 6g。

湿邪郁而化热，身起脓疮，或溃烂者，麻黄连翘赤小豆汤合五味消毒饮加味。

组方：麻黄 10g，连翘 15g，赤小豆 30g，杏仁 10g，桑白皮 15g，金银花 15g，蒲公英 15g，败酱草 15g。

女性湿热下注，外阴瘙痒，白带增多者，加萆薢 10g，土茯苓 15g，苦参 10g，生龙骨 15g，生牡蛎 15g，乌贼骨 15g，清热除湿止带。

3. 湿热蕴结

证见：遍身浮肿，皮肤紧绷而光亮，胸脘满闷，口渴心烦，小便短赤，大便干结，舌质红，苔黄腻，脉沉数。

治则：清热利湿，消肿利水。

方药：五苓散、五皮饮加减。

茯苓 10g，猪苓 10g，泽泻 10g，白术 10g，桂枝 10g，甘草 6g，陈皮 6g，葫芦皮 15g，桑白皮 15g，大腹皮 15g，生姜皮 6g。

加减：胸满气喘者，加葶苈子 10g，桑白皮 15g，大枣 4 枚，泻肺平喘。

下肢浮肿，尿痛、尿血，腰痛，舌红苔黄，脉滑数者，属膀胱湿热证，用小蓟饮子、龙胆泻肝汤，清热通淋，凉血止血。

组方：大、小蓟各 10g，藕节 10g，滑石 10g（包煎），木通 6g，生地黄 12g，当归 12g，枸栀子 10g，淡竹叶 10g，甘草 6g，龙胆草 10g，柴胡 10g，黄芩 10g，车前子 10g，泽泻 10g。

小便淋漓灼痛者，属热淋，加萹蓄 10g，瞿麦 10g，木通 6g，滑石 10g（包煎），枸栀子 10g，甘草 6g，车前子 10g，黄芩 10g，大黄 6g（后下），清热止淋。

尿蛋白，加苏梗 15g，蝉蜕 6g，益母草 20g。

尿潜血，加白茅根 15g，侧柏叶 10g，女贞子 15g，旱莲草 15g，三七 3g（分冲），凤尾草 10g，半枝莲 15g，清热止血。

4. 肾气不足

证见：水肿反复发作，面浮肢肿，腰以下浮肿明显，小便少，腰膝冷痛，四肢怕冷，神疲乏力，畏寒，面色㿠白，心悸胸闷，喘促难卧，腹大胀满，舌质淡红，苔白，脉沉细或脉沉迟无力。

治则：温肾助阳，化气行水。

方药：济生肾气汤加减。

桂枝 10g，附子 6g（先煎），生地黄 12g，山药 10g，山茱萸 10g，茯苓 10g，丹皮 6g，泽泻 10g，川牛膝 10g，车前子 10g（包煎）。

加减：如水肿日久不消，全身浮肿，皮肤瘀斑，腰酸困，或伴有血尿，舌质紫暗，脉沉细。属肾虚兼有瘀血阻络，以济生肾气汤加复方益肾汤加减。

组方：桃仁 10g，红花 6g，当归 10g，白芍 10g，川芎 10g，苏梗 20g，蝉蜕 6g，益母草 15g，金银花 15g，连翘 15g，蒲公英 15g，败酱草 15g，板蓝根 10g。

（三）裴正学教授治疗急性肾炎主要用方解析

裴正学教授治疗此病，外感风邪，肺失通调，全身浮肿，伴有恶寒发热者，以开鬼门、洁净府方法治疗，方用越婢加术汤，麻杏石甘汤，大、小青龙汤；脾虚湿困，脾阳不振，水湿内停，头、面部浮肿，继而全身浮肿者，以健脾化气法治疗，方用五苓散、五皮饮、真武汤、己椒苈黄丸；脾阳虚衰，全身浮肿怕冷者，以健脾温阳治疗，方用实脾饮、苓桂术甘汤；肾气不足，水肿反复发生，胸闷气短者，以温肾助阳、化气行水法治疗，方用桂附八味丸加味；湿热瘀滞，病久入络者，以活血化瘀、清热解毒法治疗，方用复方益肾汤。

临床加减：有尿蛋白，加苏梗、蝉蜕、益母草；尿潜血，加白茅根、侧柏叶、女贞子、旱莲草、三七、枸杞子、凤尾草、车前子、半枝莲等，清热止血。无论何型，对于急性肾炎都要消炎以控制感染，以青霉素、三代头孢、克林霉素、红霉素常规治疗 10 ～ 14d。对于水肿及少尿者，给予呋塞米 20 ～ 40mg，每日 3 次。伴有高血压者，给予利血平 0.25mg，每日 2 ～ 3 次，口服。饮食以清淡为主，少食辛辣、油腻饮食。

（四）裴正学教授治疗急性肾炎验案举例

例 1：刘某，男性，21 岁。初诊 2018 年 5 月 12 日。

主诉：发热咳嗽 1 周，伴下肢肿胀 2 天。现病史：患者于 1 周前感冒发热，体温 38℃，咽喉肿痛，咳嗽咯痰色白，自己服用消炎药及退热药，发热症状减轻，咳嗽不止，咽痛。近 2d 晨起床后发现眼睛肿，下肢肿胀，即前往医院就诊。刻下症：颜面部及双下肢轻度浮肿，咽喉充血水肿，咳嗽头痛，恶寒发热，下肢水肿，流清涕，苔薄白，脉浮紧。急查血常规：白细胞 12.8×10^9/L，血红蛋白 148g/L，血小板 126×10^9/L。

尿常规：尿蛋白（++），尿潜血（-）。

【西医诊断】急性肾炎。

【中医辨证】外感风寒，肺失宣降，通调失职，风水相搏。

【治则】疏风解表，宣肺行水。

【方药】麻黄桂枝合剂、小青龙汤加减。

麻黄10g，杏仁10g，生石膏30g（先煎），炙甘草6g，川芎6g，白芷6g，细辛3g，羌活10g，独活10g，防风10g，茯苓10g，白术10g，桂枝10g，生姜6g，大枣4枚，干姜6g，细辛3g，五味子3g，半夏6g，金银花15g，连翘15g，蒲公英15g，败酱草15g，水煎服，一日1剂，7剂。

二诊：患者服药后咳嗽、头痛、发热明显好转，咽部充血减轻，下肢酸困，乏力，纳差，舌质红，苔薄白，脉浮缓。常规检查尿蛋白（+），表证好转。上方去蒲公英，败酱草，加党参15g，黄芪15g，苏梗10g，蝉蜕6g，益母草15g，祛湿健脾利水。7剂。

三诊：患者感冒已愈，精神食纳俱佳，下肢酸困减轻，尿蛋白（+），睡眠欠佳，舌质红，苔薄白，脉沉缓。表邪已去，脾气不足，以补中益气汤、香砂六君子汤加减调理。

组方：党参15g，白术10g，黄芪15g，升麻10g，柴胡10g，当归10g，陈皮6g，甘草6g，木香6g（后下），丹参20g，草豆蔻6g，半夏6g，茯苓10g，干姜6g，芡实30g，金樱子30g，附子6g（先煎），生龙骨（先煎）15g，生牡蛎（先煎）15g，苏梗15g，蝉蜕6g，益母草15g。水煎服，一日1剂。

服用21剂后诸证悉平，尿蛋白（-），尿潜血（-），血象正常，病告痊愈。

例 2：白某，女，32 岁。初诊 2017 年 3 月 15 日。

主诉：面部浮肿 1 周，伴尿痛、尿血 1d。刻下症：畏寒发热，浑身酸困，食欲不振，恶心呕吐，舌质红，苔黄腻，脉浮数。查体：咽部红肿充血，双侧扁桃体肥大。尿常规：尿蛋白（＋），尿潜血（＋），白细胞 21.8×10^9/L，血红蛋白 128g/L，血小板 130×10^9/L。

【西医诊断】急性肾炎。

【中医辨证】外感风热，湿热毒蕴，结于咽喉，肺失宣降，湿热下注伤及肾与膀胱。

【治则】疏风清热，利湿消肿。

【方药】越婢加术汤、银翘散、五味消毒饮加减。

麻黄 10g，杏仁 10g，生石膏（先煎）30g，白术 10g，炙甘草 6g，金银花 15g，连翘 15g，蒲公英 15g，败酱草 15g，淡竹叶 10g，荆芥 10g，牛蒡子 10g，淡豆豉 10g，薄荷 6g，半夏 6g，生姜 6g，大枣 4 枚。水煎服，一日 1 剂。7 剂。

二诊：患者面部浮肿减轻，恶心呕吐好转，扁桃体肥大减轻。尿潜血（－），尿蛋白（＋）。舌质红，苔薄白，脉浮数。证属邪热未尽，湿邪尚存，原方加晚蚕沙、生薏苡仁、益母草各 15g，清热祛湿。7 剂后病情痊愈，化验尿常规正常。

例 3：魏某，男，20 岁，学生。初诊 2017 年 1 月 12 日。

主诉：面部浮肿，伴尿频、尿急、尿痛 2d。刻下症：查体尿常规：尿蛋白（－），尿潜血（＋＋＋）。肾功能化验正常，血压正常。自觉腰痛，口干口渴，小便黄赤，舌质红，苔薄黄，脉弦滑。

【西医诊断】急性肾炎。

【中医辨证】水肿、热淋。

【治则】清热泻火，通淋止血。

【方药】小蓟饮子、龙胆泻肝汤加减。

大蓟、小蓟各10g，藕节10g，滑石10g（先煎），木通6g，生地黄12g，当归12g，枸栀子10g，淡竹叶10g，甘草6g，龙胆草10g，黄芩10g，柴胡10g，车前子10g，茯苓10g，泽泻10g，白茅根30g，侧柏叶10g，女贞子15g，旱莲草15g，三七（分冲）3g。水煎服，一日1剂。7剂。

二诊：患者尿频、尿急、尿痛减轻，腰膝酸软，尿潜血（+），尿蛋白（-）。舌质红，苔薄白，脉弦滑。效不更方，继续服用7剂。

三诊：患者诸证悉平，尿潜血（-），自觉腰酸，纳差乏力，腹泻，舌质红，苔薄白，脉沉细。证属脾肾亏虚，以补肾健脾治疗，方用芡实合剂加减。

组方：枇杷叶10g，山药10g，黄芪10g，菟丝子10g，女贞子10g，旱莲草15g，芡实30g，金樱子30g，百合10g，党参15g，白术10g，茯苓10g，甘草6g，当归10g，生地黄12g，丹参20g，丹皮6g，白茅根30g，仙鹤草15g。水煎服，一日1剂。7剂。患者病情痊愈，再未复发，尿检正常。

例4：高某，男，42岁。初诊2018年5月1日。

主诉：全身水肿1月。刻下症：患者感冒后面部、下肢浮肿，咳嗽，经当地医院输液治疗后好转，浮肿消失，再未服药治疗。半月后又觉下肢浮肿，怕冷畏寒，晨起面浮部肿，小便少，腰膝冷痛，神疲乏力，食欲不振，恶心，面色㿠白，舌质红，苔白腻，脉沉细。检查：门诊化验尿常规：尿蛋白（++），尿潜血（+）。血脂、血压均正常。

【西医诊断】急性肾炎。

【中医辨证】外感后余邪未清，热邪伤络，脾肾阳虚。寒邪凝滞，气不化水。

【治则】温肾助阳，化气行水，兼活血化瘀，清热解毒。

【方药】济生肾气汤、复方益肾汤加减。

桂枝 10g，附子（先煎）6g，生地黄 12g，山药 10g，山茱萸 10g，茯苓 10g，丹皮 6g，泽泻 10g，川牛膝 10g，车前子 10g（包煎），桃仁 10g，红花 6g，当归 10g，白芍 10g，川芎 10g，苏梗 20g，蝉蜕 6g，益母草 15g，连翘 15g。水煎服，一日 1 剂，14 剂。

二诊：患者浮肿消失，尿量增多，全身怕冷减轻，疲倦乏力，食纳差，舌质红，苔薄白，脉沉缓。化验尿蛋白（+），尿潜血（-），证属脾气亏虚，精微不固，以芡实合剂加减调理。

组方：枇杷叶 10g，山药 10g，黄芪 10g，菟丝子 10g，女贞子 10g，旱莲草 15g，芡实 30g，金樱子 30g，百合 10g，党参 15g，白术 10g，茯苓 10g，甘草 6g，当归 10g，生地黄 12g，麦冬 10g，丹参 20g，丹皮 6g。14 剂。

三诊：患者尿常规化验：尿蛋白（-），尿潜血（-）。精神食纳俱佳，怕冷减轻，腰酸痛好转。上方继续服用 1 月，以巩固疗效，防止复发。后随访尿常规正常，病情痊愈，正常上班。

例 5：李某，男，28 岁。初诊 2019 年 3 月 12 日。

主诉：尿频、尿急、尿痛 2d，发现血尿 2 次。刻下症：腰痛，尿道刺痛，乏力纳差，面色萎黄，小腹坠胀，口干口渴，下肢微肿，小便黄赤，舌质红，苔黄腻，脉弦滑。检查：急查尿常规，尿蛋白（－），尿潜血（＋＋＋），白细胞 12.5×10^9/L，血小板 118×10^9/L。

【西医诊断】急性肾盂肾炎。

【中医辨证】湿热下注，热伤血络，兼有气虚。

【治则】清热止血。

【方药】小蓟饮子、八正散加减。

藕节 15g，蒲黄 15g（包煎），木通 6g，滑石 15g（包煎），生地黄 12g，当归 10g，甘草 6g，枸栀子 10g，淡竹叶 10g，萹蓄 10g，瞿麦 10g，炒大黄 6g（后下），车前子 10g，白茅根 30g，侧柏叶 10g，女贞子 15g，旱莲草 15g，三七 3g（分冲），凤尾草 10g，半枝莲 15g。水煎服，一日 1 剂，14 剂。

二诊：患者尿潜血（－），尿蛋白（－），口干口渴好转，仍有腰酸纳差乏力，舌质红，苔薄黄，脉弦细。证属脾肾亏虚，以桂附地黄汤、香砂六君子汤加减调理。

组方：桂枝 10g，附子（先煎）6g，生地黄 12g，山药 10g，山茱萸 10g，茯苓 10g，丹皮 6g，泽泻 10g，木香 6g（后下），砂仁 3g（后下），陈皮 6g，党参 15g，白术 10g，甘草 6g，芡实 15g，金樱子 15g，丹参 20g，白茅根 15g，仙鹤草 10g。水煎服。

14 剂后化验尿常规正常，诸证痊愈，后以桂附地黄丸后固本调理。

五、古今各家学说列举

《素问》中称本病为"风水""水胀""肾风"，并对水肿的病因、病机、症状做了论述。《素问·奇病论》对水肿成因说："有病庞然如水状，切其脉大紧，身无痛者⋯⋯岐伯曰：'病生在肾，名为肾风，庞然浮肿貌，乃水气上乘。'"《素问·水热穴论》说："勇而劳甚，则肾汗出，肾汗出逢于风，风内不得入于脏腑，外不得越于皮肤，客于玄府，行于皮里，传为胕肿，本之于肾，名曰风水。"《素问·汤液醪醴论》提出了"去菀陈莝⋯⋯开鬼门，洁净府"的治则。《素问》对水肿的认识，为后世对本病的研究开创了先河。东汉张仲景在《金匮要略·水气病脉证并治》中，从脉、证上论述了"风水""皮水""石水""黄汗""心水""肝水""脾水"等 11 类水肿，提出了治则"腰以下肿当利小便，腰以上肿当发汗乃愈"，所载方剂如越婢汤、越婢加术汤、防己黄芪汤、防己茯苓汤等，一直被后世运用于本病治疗，且经久不衰。《千金方》对水肿治疗、预后做了详细的论述。如"大凡水病难治，瘥后特须慎口味，不则复病""水病之人多嗜食不廉，所以此病难愈也"，并首先提出了忌盐的正确主张。《河间六书·胀论》对水肿论治做了补充，提出了葶苈丸、犀角汤、小茯苓汤、顺气汤、妙应丸等方。《东垣十书》提出了热胀分消丸、分消汤等方。《丹溪心法·水肿》针对繁杂的水肿，首创"阴水""阳水"论，多被后世尊崇。《医学入门》认为本病病因除"冒雨涉水，饥饱劳役，久病或饮毒水"外，还有"疮毒"，进一步阐明疮毒为本病病因。张景岳提出了补益脾肾法，对水肿虚证治疗有重要意义。

李氏《辨证治疗急性肾炎986例》。发病期治以祛邪解毒清热利水为主，按中医辨证分5型治疗：①风热型方选越婢加术汤加味。②风湿型方选麻杏五皮饮加味（杏仁9g，生姜皮9g，桑白皮9g，陈皮9g，大腹皮9g，荆芥9g，黄芪9g，茯苓皮9g，麻黄6g，甘草6g，薄荷6g，石膏18g）。③湿热型方以麻黄连翘赤小豆汤合五味消毒饮加减。④脾虚型方以五皮饮合胃苓汤加减。⑤阴虚型方以知柏地黄汤加减。恢复期余邪未尽，方用参苓白术散加味。湿热未尽，正气已虚，方用生脉饮合四妙汤加味。治疗986例。结果：10d为1个疗程，治疗9个疗程结束，总有效率为97.16%。并且观察到对风热型、风湿型和湿热型疗效较好，总有效率为100%。

付勇等《系统评价了麻黄连翘赤小豆汤及其加减方治疗急性肾小球肾炎的临床随机对照试验的疗效》。通过搜集麻黄连翘赤小豆汤及其加减方治疗急性肾小球肾炎的临床随机对照试验，筛选合格研究对象。结果：检索到符合纳入标准的临床对照试验文献5篇。从纳入研究的Meta分析显示，麻黄连翘赤小豆汤及其加减方治疗急性肾小球肾炎相对对照组（西药组）而言有效，在提高总有效率和治愈率、消退浮肿、血尿等方面都有治疗优势，但是可供纳入的研究对象太少，结果仅供参考。今后应开展大样本、多中心的临床随机对照试验。

王晓杰《采用越婢加术汤加味治疗急性肾小球肾炎56

例》，取得了较好疗效。

杨尚真《观察辨证分型治疗肾小球肾炎疗效》。对 87 例急性肾炎和慢性肾炎住院患者使用麻黄石苇汤；风热加茅根、银花；咳嗽可加桑白皮、桔梗等；脾肾阳虚使用白术党参汤（白术、党参、黄芪、益母草、玉米须等）；肝肾阴虚使用熟地汤（熟地、白芍、益母草、丹皮等），高血压加决明子等，头目晕眩加入牛膝；气阴两虚使用五味子汤（生地、五味子、党参、阿胶等）；每日 1 剂，水煎 100mL，早晚口服。连续治疗 3 周为 1 疗程。观测临床症状、尿蛋白、尿沉渣红细胞、不良反应。治疗 1 疗程后，判定疗效。结果：治疗组显效 50 例，有效 31 例，无效 6 例，总有效率 93.10%。辨证分型治疗肾小球肾炎，疗效满意，无严重不良反应，值得推广。

刘阳《探讨麻黄连翘赤小豆汤加减治疗急性肾小球肾炎的临床疗效》。选取 50 例急性肾小球肾炎患者作为研究对象，将其随机分成两组，每组 25 例。两组患者均给予常规西医治疗，观察组在此基础上联合麻黄连翘赤小豆汤加减治疗，比较两组治疗效果。结果：观察组治疗总有效率为 96.00%，明显高于对照组的 76.00%（P<0.05）；观察组血压恢复时间、肉眼及镜下血尿消退时间、水肿消退时间分别为（4.15±0.53）d、（2.48±0.36）d、（2.77±0.53）d、（3.65±0.21）d，均显著短于对照组（P<0.05）；两组患者治疗后 Scr、24 h 蛋白量及 1 h 尿红细胞计数均显著低于治疗前，但观察组下降更为明显（P<0.05）。麻黄连翘赤小豆汤加减治疗急性肾小球肾炎疗效显著。

杨光华《中医学认为急性肾小球肾炎属于水肿、尿血范畴，与湿热有很大的关系》。中医治疗方法：退肿宜汗，血尿宜通，始终清热。

于文晴《分析 80 例急性肾小球肾炎患者应用麻黄连翘赤小豆汤的治疗效果》。比较两组中医症状（血压、血沉、水肿、尿血）评分、肾功能指标［24 h 尿蛋白定量（24 h Upro）、血肌酐（SCr）、血尿素氮（BUN）］与不良反应发生情况。结果：治疗后，两组血压、血沉、水肿及尿血评分均较治疗前降低，且研究组血压、血沉、水肿、尿血评分分别为 0.50 ± 0.13、0.46 ± 0.15、0.42 ± 0.13、0.38 ± 0.11，均低于对照组的 1.06 ± 0.25、1.05 ± 0.29、1.03 ± 0.19、0.97 ± 0.22，差异有统计学意义（$P<0.05$）。治疗后，两组 24 h Upro、SCr、BUN 指标水平均较治疗前降低，且研究组 24 h Upro（9.52 ± 1.23）mg，SCr（97.24 ± 13.25）μmol/L、BUN（3.05 ± 0.83）mmol/L 均低于对照组的（19.18 ± 3.82）mg，（136.23 ± 16.29）μmol/L、（4.83 ± 1.05）mmol/L，差异有统计学意义（$P<0.05$）。研究组不良反应发生率 5.00%（2/40）低于对照组的 22.50%（9/40），差异有统计学意义（$\chi 2=5.1647$，$P=0.0231<0.05$）。急性肾小球肾炎患者应用麻黄连翘赤小豆汤治疗，能有效改善患者中医症状评分及肾功能指标，并减少其不良反应，具临床安全性。

六、结语

急性肾炎多在外感后诱发，病初有扁桃体肥大，咽峡炎，发热，咳嗽，面部或下肢浮肿，可出现尿蛋白阳性，尿潜血阳性，高血压等临床表现。此病属中医"风水"范畴，水肿初期，外感风邪，裴正学教授以"开鬼门、洁净府"，即发汗、利小便的方法治疗，常用越婢加术汤，麻杏石甘汤，大、小青龙汤为基础方加减；脾阳虚衰，全身浮肿者，以实脾饮、苓桂术甘汤、五苓散、五皮饮、真武汤、己椒苈黄丸为基础方加减；肾气不足，水肿反复发生者，用桂附八味丸加味；湿热瘀滞、久病入络者，以活血化瘀、清热解毒法治疗，方用复方益肾汤加减；有尿蛋白者，加苏梗、蝉蜕、益母草行气化湿；尿潜血者，加白茅根、侧柏叶、女贞子、旱莲草、三七、枸杞子、凤尾草、车前子、半枝莲等清热止血药。

第二章　慢性肾小球肾炎

慢性肾小球肾炎（简称慢性肾炎），是一组临床表现相似，但发病原因不一，病理改变多样，病程、预后和转归不尽相同的疾病。临床上以蛋白尿、血尿、水肿、高血压和肾功能不全为其特征。随着病情的逐步发展，患者多于 2 ～ 3 年或 20 ～ 30 年后，出现肾功能衰竭。

一、生理病理

慢性肾炎分为普通型、高血压型和急性发作型。少数慢性肾炎由急性肾炎发展而来，是由于链球菌感染后迁延不愈，病史超过一年或若干年后又复发的，占 15% ～ 20%。慢性肾功能衰竭中慢性肾炎占 64.1%，位居首位。其病理主要是肾小球血管基底膜抗原抗体复合物沉积，系膜增生局灶硬化，晚期肾小球纤维化，肾功能损害等病理变化。慢性肾炎的常见类型有系膜增生性肾炎（包括 IgA 肾病及非 IgA 系膜增生性肾小球肾炎）、系膜毛细血管性肾小球肾炎、膜性肾病及局灶性节段性肾小球硬化等。绝大多数慢性肾炎,病情迁延发展，顽固难愈。

二、诊断

（一）临床表现及体征

1. 水肿

患者均有不同程度的水肿。轻者仅面部、眼睑和组织松弛部位（如阴部）水肿，有的可以间歇出现；重者则全身普遍性水肿，并伴有腹（胸）水。引起水肿的原因主要是球管失衡和肾素 – 血管紧张素 – 醛固酮系统失调等所致。

2. 高血压

有些患者可出现高血压（收缩压 ≥ 21.33kPa 和 / 或舒张压 ≥ 12.65kPa），呈持续性或间歇性。引起高血压的原因有：①水钠潴留；②肾素、血管紧张素分泌。肾炎后期继发小动脉硬化，外周血管阻力升高等。病程中逐渐出现高血压或高血压持续不降甚至持续上升，是病情进一步恶化的征兆，应引起高度重视。

3. 尿的改变

尿的改变是慢性肾炎的基本标志。在肾功能尚未受损时，尿量接近正常，随着肾功能日渐减退，尿量相应减少，至尿毒症期，即可出现少尿（< 400mL/d），尿比重及渗透压偏低，同时有不同程度的蛋白尿。蛋白尿可呈选择性或非选择性。尿沉渣中可见颗粒管型和透明管型。血尿一般较轻，甚至缺如，但在急性发作期可出现镜下血尿甚至肉眼血尿。

4. 中枢神经系统症状

慢性肾炎患者的中枢神经系统症状不如急性肾炎患者明

显，临床上可有倦怠乏力，耳鸣眼花，头晕头痛，心悸失眠等表现。这可能是因水肿、高血压、贫血以及某些代谢紊乱等影响了中枢神经系统的正常活动所致。

5. 贫血

慢性肾炎患者常有轻、中度正常细胞性贫血，其原因与红细胞生成素减少、红细胞寿命缩短、营养不良以及出血倾向所致的失血等有关。

6. 肾功能不全

慢性肾炎患者的肾功能不全主要表现为肾小球滤过率下降，内生肌酐清除率降低，尿比重、尿渗透压和酚红排泄率下降。但由于肾脏的代偿功能很强，故一般不出现明显的氮质血症和代谢性酸中毒，只有到慢性肾炎后期，在应激状态（如严重感染、大出血、大面积创伤、药物损害等）下，才会发生尿毒症症状。

（二）诊断标准

凡病史一年以上的肾炎综合征病人均应想到本病的可能。诊断主要参考以下几点：

（1）起病缓慢，病情迁延，临床表现可轻可重，或时轻时重，随着病情发展，可有肾功能减退、贫血、电解质紊乱等情况出现。

（2）可有水肿、高血压、蛋白尿、血尿及管型尿等症状中的一种（如血尿或蛋白尿）或数种。临床表现多种多样，有时可伴有肾病综合征或重度高血压。

（3）病程中可有肾炎急性发作，常因感染（如呼吸道感染）

诱发,发作时有时类似急性肾炎之表现。有些病例可自动缓解,有些病例出现病情加重。

关于慢性肾炎的诊断,应依靠临床特点和病理,而不应简单地根据发病时间长短来做出诊断。目前,多数学者将慢性肾炎分为"普通型""高血压型""急性发作型"等,均难以确切地反映其临床和病理特点,因此不赞成做临床分型。但根据裴正学教授的临床体会,在肾穿刺病理诊断尚不普及阶段,对慢性肾炎的临床诊断,根据其临床特征做出适当的分型,对指导临床治疗还是必要的。下列分型可供参考:

(1)普通型:① 轻度或中度水肿,可伴有中等程度的血压升高;② 尿检查中等程度蛋白尿(+ ~ ++),尿沉渣检查红细胞常超过 10 个 / HP,并有不同程度的管型尿;③ 肾功能常有一定程度的损害,内生肌酐清除率下降,夜尿增多,浓缩功能下降,尿渗透压下降,尿比重 <1.015 及氮质血症;④ 大部分患者有乏力、纳差、腰酸,常出现贫血。

(2)肾病型:除有慢性肾炎一般表现外,其突出特点是:① 重度蛋白尿(尿蛋白量 > 3.5d/24h);② 低蛋白血症(特别是低白蛋白血症,人血白蛋白 < 30g/L);③ 明显水肿;④ 高脂(胆固醇等)血症;⑤ 高尿脂症。其中① ②两项为诊断必备。

(3)高血压型:① 具有普通型的表现,但以血压持续性、中等程度以上升高(特别是舒张压升高)为特点;② 水肿及尿检查改变较轻,肾功能多有中度甚至更重的损害;③ 眼底检查常有视网膜动脉细窄、迂曲、反光增强及动静脉交叉压迹现象和絮状渗出物。

（4）急性发作型：① 常因呼吸道感染等原因诱发，起病急;② 水肿、血压增高，可有肉眼血尿，尿蛋白 + ~ ++ 不等，可有管型。经休息及对症治疗后缓解，也可自行缓解，缓解后仍有不同程度的肾功能损害及贫血表现。

（三）鉴别诊断

1. 急性肾炎

易与慢性肾炎急性发作型相混淆（特别是既往史不明者），两者均常以上呼吸道感染为诱因，均有浮肿、高血压、蛋白尿等表现。慢性肾炎急性发作多见于成年人，可有肾炎史，在感染后即时或较短时间（3d 以内）出现症状，常伴有不同程度的贫血、持续性高血压及肾功能减退等表现，且不能于短期内恢复。急性肾炎的症状均出现在前驱感染 1 周以后，一般无贫血、持续性高血压及肾功能损害，在少尿期，即使出现氮质血症，亦为一过性，经休息及对症治疗，多能在短期内恢复。

2. 原发性高血压

本病伴有继发性肾脏损害患者应与慢性肾炎高血压型相区别。两者均可出现轻微浮肿、蛋白尿、贫血及肾功能损害，都有持续性高血压症状，但前者有以下特点：①起病年龄多在 40 岁后，有多年高血压病史而无肾脏病史，开始无尿异常，若能肯定高血压发生于尿改变之前，对诊断有重要意义；②尿蛋白量不多；③多有肾功能损害，但贫血常不严重；④视网膜动脉硬化较明显，同时伴有心、脑小血管硬化的表现，而且较早出现。

3. 慢性肾盂肾炎

本病反复发作，后期可出现蛋白尿以至氮质血症，须与慢性肾炎（特别是合并有尿路感染时）相区别。本病有以下特点：①常有尿路感染史；②尿常规有多量白细胞甚至有白细胞管型；③反复尿细菌培养多呈阳性；④肾小管功能损害（尿比重低、酚红排泄率下降、尿 $\beta 2-MG$ 含量升高）程度往往较肾小球功能损害为重；⑤尿蛋白程度轻（大部分 <1g/24h，且多为小分子量蛋白）；⑥肾盂造影可发现肾盏呈杯状、扩张或瘢痕形成，或放射性核素肾图、肾脏扫描、γ 照像检查发现两侧肾脏形态及功能不对称；⑦若与慢性肾炎合并尿路感染做鉴别时，可做抗生素试验性治疗，若尿路感染症状消失而慢性肾炎的基本特征仍然存在，即为慢性肾炎。

4. 继发于全身性疾病的肾脏损害

不少全身性疾病，如系统性红斑狼疮、过敏性紫癜、糖尿病等，都可以引起肾脏损害，出现肾炎综合征。临床上应详询病史，与慢性肾炎相鉴别。

三、治疗

1. 一般护理

若尿蛋白不多，水肿不明显，无严重高血压及肾功能损害时，可以从事少量工作，但应避免剧烈体力活动，受凉受潮，防止呼吸道及泌尿道感染，避免使用损害肾脏的药物，并应进食营养丰富，含维生素 B、C 多的饮食。低磷饮食可减轻肾小球的高灌注、高压、高过滤状态以防止肾小球硬化，提倡使用。对有明显水肿、血压较高的患者，均应卧床休息，好转后方可起床活动，无氮质血症者可进高蛋白饮食。出现氮质血症时，应限制蛋白的摄入量，多供给动物蛋白质（优质蛋白）。血压高的患者，应给低盐饮食，液体摄入量不宜过多。尿毒症期要记录液体出入量与体重波动情况。

2. 分型治疗：①普通型：对症处理。②高血压型：血压过高者（尤以舒张压持续在 14.6kPa 以上），可用氢氯噻嗪片 25mg 加肼苯哒嗪 25～50mg 或加甲基多巴 0.25g，每日 3 次口服。对顽固性高血压病例，可用氢氯噻嗪片、肼苯哒嗪及心痛定（10mg，每日 3 次，口服）。同时还可选用巯甲丙脯酸（有条件的医院可通过测定肾素含量指导用药）25mg，每日 3 次，口服，尼群地平 10mg，每日 3 次，口服。③急性发作型：参考"急性肾炎"的处理。

3. 抗凝疗法

肝素每次 0.5mg/kg，每日 2 次，静脉滴注或皮下注射。潘生丁每次 75～100mg，每日 3 次，口服。4 周为一疗程，间歇 7～10d 可重复使用，总疗程 3～6 个月。

4. 利尿疗法

凡有中度以上水肿者，可短期应用利尿剂，如氢氯噻嗪片 25mg 加氨苯喋定（因本药含有氮基，氮质血症严重者避免应用）50mg，每日 3 次，口服，或速尿 20～40mg，每日 3 次，口服，必要时亦可用速尿 40～80mg 或利尿酸钠 50～100mg 静脉滴注或静脉注射。

四、裴正学教授诊疗经验

（一）裴正学教授治疗慢性肾小球肾炎总的思维方法

裴正学教授认为中医无肾炎之病名，但《素问》"水肿""水气""石水"之论述与肾炎相仿。他对张景岳所说的"凡水肿等证，乃肺、脾、肾三脏相干之病。盖水为至阴，故其本在肾；水化于气，故其标在肺；水惟畏土，故其制在脾。今肺虚则气不化精而化水，脾虚则土不制水而反克，肾虚则水无所主而妄行"非常重视。他说在肺、脾、肾三者之中，以肾为本，以肺为标，而以脾胃为治疗之关键。水肿的形成是由肺、脾、肾三脏亏虚所致。脾虚则运化失司，肺虚则治节不行，肾虚则关门不利，于是人体水湿之运转、排泄发生障碍，积于皮毛、腠理，则为水肿。水肿又分为阴水、阳水两种，前者属脾肾者多，多为虚证、寒证；后者属肺者多，为实证、热证。其临床表现，前者与慢性肾炎相似，后者与急性肾炎相仿。

裴正学教授认为本病虽常因外邪侵袭而发病，但其本在于机体的脏腑虚损，内外相因，以致气血运行乖戾，三焦水道障碍，水谷精微外泄，湿浊水毒内壅；继之形成血瘀、湿热、水湿以至湿浊等标实之证。标实证又可反过来影响本虚，虚虚实实，形成恶性循环。脏腑功能虚损，具体表现为肺肾气虚、脾肾阳虚、肝肾阴虚、气阴两虚。说明本虚之源在肺、脾、肝、肾四脏，尤以脾肾虚损为著。标证中则以血瘀和湿热影响最大。湿热相传，难分难解，黏滞阻遏，利湿则恐伤阴助火，清热则怕寒凝生湿，其临床表现多与慢性、隐性感染相似。

总之，慢性肾炎的病机特点是本虚标实，虚实夹杂。本证有：肺肾气虚、脾肾阳虚、肝肾阴虚和气阴两虚等；标证有：表邪、水湿、血瘀、湿热、湿浊。临床辨证须以本证为主，标本结合，才能应用自如，知常达变。西医治疗此病主要使用激素和免疫抑制剂，但激素有依赖性或不敏感，易复发。裴正学教授以发汗解表、健脾补肾、活血化瘀、清热解毒等方法，应用越婢汤、麻杏石甘汤、大青龙汤、小青龙汤、香砂六君子汤、五苓散、五皮饮、芡实合剂、济生肾气汤、复方益肾汤等治疗，疗效显著。

（二）裴正学教授治疗慢性肾小球肾炎辨证及用药

临床辨证治疗方面，根据裴正学教授治疗肾炎常用方药，以方测证，分型如下：

1. 脾虚不运，水湿内停

证见：下肢水肿，脘腹胀闷，纳差便溏，神疲乏力，面色不华，四肢倦怠，小便少，舌质红，苔白腻，脉沉缓。

治则：健脾利湿。

方药：实脾饮，五苓散，五皮饮加味。

附子 6g（先煎），干姜 6g，草果 6g，厚朴 10g，桂枝 10g，木瓜 15g，白术 10g，茯苓 10g，泽泻 10g，甘草 6g，生姜 6g，大枣 4 枚，茯苓皮 15g，大腹皮 15g，车前子 10g（包煎）。

2. 肺脾气虚

证见：面浮肢肿，易于感冒，食少纳差，乏力怕冷，出汗短气，咳嗽咯痰，尿蛋白多，舌质红，苔薄白或黄，脉沉细。

治则：益气健脾，固表和营。

方药：芡实合剂（裴正学教授经验方）加味。

枇杷叶 10g，山药 10g，黄精 20g，黄芪 15g，菟丝子 15g，女贞子 15g，旱莲草 15g，芡实 30g，金樱子 30g，百合 10g，党参 15g，白术 10g，茯苓 10g，炙甘草 6g，防风 10g。

加减：尿蛋白阳性，加苏梗 20g，蝉蜕 6g，益母草 20g 以升清降浊；尿潜血阳性，加阿胶（烊化）10g，血余炭 15g，当归 10g，生地黄 10g，枸杞子 10g，丹参 20g，大蓟、小蓟各 15g 清热凉血止血。

3. 脾肾阳虚，气不化水

证见：慢性肾炎久病，下肢凹陷性水肿，畏寒肢冷，腰膝冷痛，腰酸腿软，阳痿早泄，足跟疼痛，女性月经不调，疲乏无力，面色苍白，胃胀纳差，大便稀溏，舌质红，苔薄白，脉沉迟。化验尿蛋白阳性，或尿潜血阳性，肾功能有轻度损害，尿素氮、肌酐可见升高，或见贫血、低血压等。

治则：健脾补肾，温阳化气。

方药：济生肾气汤，五苓散加味。

桂枝 10g，附子（先煎）6g，生地黄 10g，山茱萸 6g，山药 10g，茯苓 10g，丹皮 6g，泽泻 10g，车前子 10g（包煎），牛膝 10g，白术 10g，猪苓 10g，苏梗 20g，蝉蜕 6g，益母草 20g。加减：阳损及阴，出现肾阴虚症状，身疲乏力，腰膝酸软，遗精盗汗，口干舌燥，五心烦热，舌红，脉细弱，用左归丸加减。

组方：熟地黄 10g，山药 10g，山茱萸 10g，菟丝子 10g，枸杞 10g，川牛膝 10g，鹿角胶（烊化）10g，龟甲胶（烊化）10g，泽泻 10g，滑石 10g（包煎），猪苓 10g。

慢性肾炎久病不愈，全身浮肿不消，可见胸水、腹水、高血压、蛋白尿，舌质红，苔白厚腻，脉沉缓者，属邪毒入肾，血脉瘀阻，治以清热解毒，活血化瘀。方用山西中医研究所益肾汤。

组方：桃仁10g，红花6g，当归10g，白芍10g，川芎10g，金银花15g，连翘15g，蒲公英15g，败酱草15g，益母草15g，板蓝根10g，白茅根30g。

裴正学教授在此方基础上又加入三七3g（分冲）、水蛭10g（分冲）加强活血化瘀之力，加苏梗20g，蝉蜕6g行气祛风通络，改善肾脏瘀血状态。

4.肾阳虚衰，水湿泛溢，湿浊瘀毒

证见：全身浮肿，乏力尿少，恶心呕吐，尿蛋白（＋＋＋），肾功能尿素氮、血肌酐均增高。舌质红，苔薄黄腻，脉沉缓。此为慢性肾炎，肾功能衰竭，尿毒症期。西医透析治疗，配合中药能够改善肾功能。

治则：补肾温阳，化气行水，活血化瘀，清热解毒。

方药：桂附地黄汤，复方益肾汤加减。

桂枝10g，炮附子（先煎）6g，生地黄10g，山药10g，山茱萸10g，茯苓10g，泽泻10g，丹皮6g，桃仁10g，红花6g，当归10g，白芍12g，川芎10g，丹参20g，金银花10g，连翘15g，蒲公英15g，败酱草15g，苏梗20g，蝉蜕6g，益母草15g，板蓝根10g，三七3g（分冲），水蛭10g（分冲）。

加减：若尿素氮、血肌酐持续增高，尿量减少，大便干结，疲乏无力，肾功能衰竭，用桂附八味加裴正学教授自拟肾衰

合剂加味。

组方：桂枝 10g，生地黄 10g，山药 10g，山茱萸 10g，茯苓 10g，丹皮 10g，泽泻 10g，大黄（后下）10g，炮附子（先煎）6g，黄芪 30g，丹参 30g，车前子 15g（包煎），益母草 30g，金银花 15g，白花蛇舌草 15g，枸杞 15g，桑葚 15g，三七 3g，水蛭 10g（分冲）。

桂附地黄汤补肾助阳以治本，枸杞、桑葚、山茱萸三果酸涩收敛，益精补肾。金银花、连翘、蒲公英、败酱草、板蓝根、益母草、苏梗、蝉蜕清热解毒、祛风通络以治标。三七、水蛭活血化瘀作为兼治。裴正学教授谓："四对三枸葚，水蛭最可信"。

（三）裴正学教授治疗慢性肾炎主要用方解析

慢性肾炎是以反复发作的浮肿、蛋白尿、高血压为主要表现的水肿类疾病，伴有全身乏力，食欲不振，头晕头痛，腰酸腰痛，面色苍白，严重时出现恶心、呕吐、腹泻等。其病因主要有外感风邪，脾虚不运，肾阳虚衰，脾肾阳虚，瘀血阻络等。对于慢性肾炎之治法，裴正学教授经常引述《素问·汤液醪醴论》"平治于权衡，去菀陈莝，开鬼门，洁净府"，《金匮要略·水气病》"诸有水者，腰以下肿，当利其小便，腰以上肿，当发其汗乃愈"。裴正学教授认为以上论述是中医治疗急、慢性肾炎之准绳，舍此则临床疗效不佳。

急、慢性肾炎由于外感后引起水肿，蛋白尿，高血压等临床表现。

外感风邪，肺失通调为其主要病因。肺为水之上源，肺气不足，则肾气不降，以开鬼门，洁净府，即高原导水之法治疗，常用越婢汤、麻杏石甘汤、麻黄连翘赤小豆汤、大青龙汤、小青龙汤加减。裴正学教授在临床实践中发现，一些水肿较严重的患者，往往伴有气急喘嗽等肺气不宣的症状，此时如果忽视了开宣肺气，单用健脾温肾、单纯利水之法，疗效很难实现，而高原导水法能收到较好的疗效。慢性肾炎严重水肿患者，在温肾健脾方药中加入麻黄、细辛、生石膏之类，每能产生显著疗效。

慢性肾炎患者浮肿，腹胀纳差，疲倦乏力，舌质红，苔薄白，脉沉迟者属脾虚不运，水湿内停。《素问·至真要大论》说："诸湿肿满，皆属于脾。"水肿与脾虚有关。肾阳不足则命门火衰，将失温煦则脾阳自衰，从而促进了水肿的形成。裴正学教授以健脾利水法治疗，常用香砂六君子汤、五苓散、五皮饮、芡实合剂加减。

慢性肾炎是一种迁延已久的疾病，一些患者常出现齿衄、鼻衄、皮下出血等症状，舌体可见瘀斑。尿潜血阳性等临床表现均属于"血瘀"的见证。基于此，裴正学教授在治疗慢性肾炎的方药中加入几味活血化瘀药，如桃仁、红花、当归、益母草、川芎、泽兰叶、海藻、昆布、三棱、莪术、三七、水蛭之类，往往能收到较好的效果。特别是海藻、昆布、益母草、三棱、莪术、三七、水蛭之应用，可使长期尿蛋白患者逐渐康复，其中益母草用量可达 30g，这是裴正学教授近年来之临床经验。山西中医药研究所的益肾汤就是采用桃红四物汤为其组成部分，加入清热解毒药而成。另外，肾阴亏虚，阴虚生内热，血热妄行，热伤血络，可见尿潜血阳性，此时需用滋阴清热、凉血止血药，裴正学教授常用紫珠草、旱莲草、萆薢、仙鹤草、茜草等；如患者浮肿尿少，口干口渴，舌红苔黄，小便黄赤，五心烦热，此为阴虚湿热下注，常以龙葵、凤尾草、石莲子、车前子等滋阴止血。

临床上一些慢性肾炎患者，常在外感后病情加重，尤其表邪入里化热可致病情复发，危象沓至，变症丛生。裴正学教授在临床实践中体会到慢性肾炎每次病情恶转，大多与热毒内扰相联系，此时拟定用药必须抓住"清热解毒"这一重要环节，才能药中病的，常用药有金银花、连翘、蒲公英、败酱草、白花蛇舌草、半枝莲、石韦、夏枯草之类。裴正学教授所拟复方益肾汤正是以桃红四物汤加入清热解毒药和苏梗、蝉蜕、益母草组方而成。

裴正学教授治疗慢性肾炎常用一些祛风药，其作用何在？这一机理需从风邪的致病特点去认识和分析。慢性肾炎属中医学之"皮水""风水"范畴，《素问·半人气象论》说："面肿曰风，足胫肿曰水。"可见水肿与风邪有关。风有外风和内风之别，慢性肾炎之发病与内、外风皆有关。裴正学教授在治疗慢性肾炎的方药中伍以蝉蜕、僵蚕、地龙、白蒺藜、苏梗等祛风通络药，对尿蛋白之改善常起到良好的治疗效果。现代医学认为本病属自身免疫性疾病，有变态反应性表现。这此类疾患多与中医"风"的概念相联系，故必然要用祛风药。

裴正学教授认为慢性肾炎之发病，与机体免疫功能失调有关。由于免疫功能失调，机体失去识别"自我""非我"的能力，把"自我"组织当作"非我"物质而产生相应的抗体，引起异常的免疫反应。机体把肾小球基底膜组织当作抗原，产生相应的抗体，与基底膜结合形成抗原–抗体复合物，在激活补体的刺激下产生炎性反应，肾脏组织出现损伤和炎症。机体免疫功能亦与脏腑气血之盛衰有关，即人身体的"正气"强弱有关。脏腑气血又与脾、肾功能密切相关。《素问》云"正气存内，则邪不可干""邪之所凑，其气必虚"。机体免疫功能失调，则脏腑虚损，气血亏虚，正气不足，外邪自可乘虚而入，侵犯人体。慢性肾炎多为急性肾炎误治、失治造成，风邪首当其冲。因此，外感风邪，正气亏虚是肾炎复发之关键。外感风邪，篱笆护卫失职，肺失宣降，通调失职，风水相搏，水湿郁阻；脾虚运化失调，水湿内停。脾失统摄，精微下泄；肾虚气不化水，开阖失司。肾虚封藏失职，精关不固；肺、脾、肾三脏亏虚，而尤以脾肾虚损为主。水湿郁阻，三焦气化功能障碍，水谷精微下泄为本病之病理因素，而湿热、血瘀为本病之病理结果。裴正学教授针对病因以健脾祛湿、补肾利水、益气润肺等措施，针对病理以活血化瘀、清热解毒、利湿排浊为治疗常法。

慢性肾炎久病，无继发性感染和其他合并症，出现全身浮肿，下肢凹陷性水肿，怕冷腰酸，疲乏无力，自汗头晕，耳鸣等肾阳虚损的证候，裴正学教授用补肾温阳法治疗，济生肾气汤是此法之代表方剂。该方以桂附地黄汤补肾助阳，化气利水，又以车前子利小便，川牛膝补肾而活血，标本兼治。对于一般稳定型慢性肾炎患者可以长期服用此方，往往能收到良好的治疗效果。方中肉桂、附子用量不宜过小，此二药乃温阳补肾之主药，少则中病差矣！通常用10g左右。鹿角胶、熟地黄、仙茅、山茱萸、破故纸、淫羊藿、巴戟天、锁阳之属可酌情使用。

慢性肾炎虚证以脾肾阳虚和肝肾阴虚两大类为主。前者以浮肿为主要证候，后者以高血压为主要证候，二者尿检中或见蛋白，或见潜血，甚则颗粒管型。脾肾阳虚宜桂附地黄汤、补中益气汤为主方；肝肾阴虚宜六味地黄汤、杞菊地黄汤、麦味地黄汤为首选；肝肾同源，水不涵木，肝阳上亢则见高血压，加用建瓴汤、镇肝熄风汤。

慢性肾炎久病不愈，全出现全身虚浮，恶心呕吐，饮食减少，腹胀痞满，怕冷畏寒，小便不利，大便稀溏，脉微细，四肢不温等症状。此阶段尿蛋白长期不降，肾功能出现损害，血清尿素氮、血肌酐有不同程度的升高，此为肾功能衰竭，属肾阴阳亏虚，虚损发展到严重程度，则脾胃的消化功能减退，不能腐熟水谷，湿浊滞于中焦，从而产生呕吐腹胀，反胃，脉微细，四肢不温等阴阳离决危象。这一系列的证候完全与西医尿毒症的临床表现相类似，裴正学教授治疗此证，主要抓住温肾降逆止呕这一原则。温肾以治其本，降逆以治其标。温肾用附子、肉桂。降逆用大黄、代赭石、生姜、半夏，其中附子与大黄相配，丹参、黄芪相配，白花蛇舌草配益母草，金银花配白茅根，再加上桑葚、枸杞、山茱萸补肾之三果，组成治疗慢性肾炎肾功能衰竭之"肾衰汤"，经临床验证效果明显。

慢性肾炎久治不愈，与患者不能坚持服药、胡乱投医、使用激素后反跳、反复感冒等有关。此类患者主要是肾阳虚衰，寒凝血瘀，湿热瘀阻等多种病理因素综合作用的结果，常常补肾温阳，活血化瘀，清热解毒熔于一炉，以补肾之基础方桂附地黄汤中加入活血化瘀药，如桃红四物汤及三七、水蛭、丹参、泽兰叶、益母草、三棱、莪术等，以及清热解毒药，如金银花、连翘、蒲公英、败酱草、板蓝根等，有利于肾炎恢复。

治疗此病尤其重视活血化瘀药的使用。现代医学研究表明，在慢性肾炎的发病过程中，机体内部普遍存在凝血机制紊乱而处于高凝血状态，且为本病持续发展和肾功能逐渐减退的重要因素。因此，裴正学教授在治疗慢性肾炎顽固不愈的病例时，常用复方益肾汤加味。组方：桃仁10g，红花6g，当归10g，白芍10g，川芎10g，丹参20g，金银花10g，连翘15g，蒲公英15g，败酱草15g，苏梗20g，蝉蜕6g，益母草15g，板蓝根10g，三七3g，水蛭10g（分冲）。

本病发病初期多因外感风邪，肺失通调，以宣肺发散风邪为主，常用越婢汤、麻杏石甘汤、大青龙汤、小青龙汤加减；饮食劳倦内伤，伤及脾胃，水湿停聚，为慢性肾炎之主要病机。治则以健脾利湿，通利小便为大法。香砂六君子汤、五苓散、五皮饮、芡实合剂可供选择。肾阳虚损，气不化水可用济生肾气汤、五苓散加味。无论急性还是慢性，尿蛋白显著者，加苏梗、蝉蜕、益母草、芡实、金樱子；潜血明显者，加白茅根、侧柏叶、女贞子、旱莲草、大小蓟、三七、鸡冠花、漏芦，久病不愈，肾阳虚损，水湿泛溢，湿热瘀阻之尿毒症，裴正学教授常用桂附地黄汤加复方益肾汤，加三七、水蛭而获效；若尿素氮、血肌酐持续增高，用桂附地黄汤合肾衰合剂加减。

芡实合剂为裴正学教授治疗慢性肾炎之经验方，由枇杷叶 10g，山药 10g，黄芪 10g，菟丝子 10g，女贞子 10g，旱莲草 15g，芡实 30g，金樱子 30g，百合 10g，党参 15g，白术 10g，茯苓 10g，甘草 6g 等组成。枇杷叶肃降肺气，百合润肺滋阴，山药、黄芪、党参、白术、茯苓、甘草益气健脾，女贞子、旱莲草、菟丝子滋阴补肾，芡实、金樱子健脾祛湿，收敛精气。诸药合用，健脾补肾，滋阴润肺。

裴正学教授治疗慢性肾炎在以"中药为主"的前提下，常常配合"西药为辅"的方法。裴正学教授认为慢性肾炎患者最容易因呼吸道感染而诱发此病，故防止呼吸道及泌尿道感染尤为重要。在临床治疗中应避免使用损害肾脏的药物，以免加重肾脏损害。饮食宜清淡为主，少食肉类、鸡蛋、牛奶等高蛋白饮食，补充适量维生素 B、C。水肿明显、高血压患者，均应卧床休息，给低盐饮食，液体摄入量不宜过多。利尿药，常用氢氯噻嗪片 25mg 加依那普利片 5mg，一日 2 次。对顽固性高血压病例，可用氢氯噻嗪片、硝苯地平缓释片 5mg，每日 2 次，口服。或速尿 20～40mg，每日 3 次，口服。

（四）裴正学教授治疗慢性肾炎验案举例

例 1：张某，男，24 岁，初诊 2017 年 11 月 20 日。

主诉：因感冒咳嗽，咽痛发热 1d 就诊。晨起颜面浮肿，尿少来诊。查体：咽部红肿，扁桃体肥大，尿蛋白（＋＋），尿潜血（－），血压130/80mmHg。

【西医诊断】上呼吸道感染，急性肾小球肾炎。

【中医辨证】外感风邪，肺失通调。

【治则】宣通肺气，开鬼门，洁净府。

【方药】越婢加术汤，五苓散，四味消毒饮加减。

麻黄10g，杏仁10g，生石膏30g（先煎），炙甘草6g，茯苓10g，白术10g，生姜6g，大枣4g，细辛3g，五味子3g，半夏6g，泽泻10g，桂枝10g，猪苓10g，金银花15g，连翘15g，蒲公英15g，败酱草15g，桔梗20g，前胡10g。7剂，水煎服。一日2剂。

二诊：2017年11月28日。服用7剂后，咳嗽咽痛及浮肿减轻，查尿蛋白（＋＋），尿潜血（－），上方去桔梗、前胡，加苏梗20g，蝉蜕6g，益母草20g，服20余剂，尿常规正常，诸症痊愈。又服用上方10剂巩固疗效，病情再未反复。

三诊：至2018年12月10日，因感冒发热，肾炎复发。

刻下症：全身浮肿，小便少，恶心呕吐，头痛头昏，咳嗽痰多，气短胸闷，舌质红，苔黄腻，脉浮数。检查：化验24小时尿蛋白定量4.5g，尿蛋白（＋＋＋），尿潜血（－），甘油三酯2.7mmol/L，血糖6.0mmol/L，血压：130/90mmHg。

【西医诊断】慢性肾炎复发，上呼吸道感染。西医给予抗炎对症支持治疗。头孢哌酮钠舒巴坦钠（2.0 ivd bid）加替硝唑（0.4 ivd qd），连用7d。

【中医辨证】属外感风寒，肺失宣降，通调失职，脾虚湿盛，湿热瘀滞。

【方药】以麻黄桂枝合剂，止嗽散泻白散加减。

麻黄 10g，桂枝 10g，杏仁 10g，生石膏 30g（先煎），甘草 6g，生姜 6g，大枣 4 枚，川芎 6g，白芷 6g，细辛 3g，羌活 10g，独活 10g，防风 10g，桔梗 20g，紫菀 10g，百部 6g，陈皮 6g，荆芥 10g，枳壳 6g，桑白皮 10g，地骨皮 10g，蝉蜕 6g，益母草 15g。水煎服，一日 1 剂。7 剂。

四诊：2018 年 12 月 18 日。经输液消炎和内服中药治疗后咳嗽咯痰、胸闷气短、浮肿减轻。尿蛋白（++），尿潜血（-），血压：130/80mmHg，舌质红，苔薄黄，脉浮数。表邪已解，肺热火郁证还较显著，上方去风药川芎、白芷、细辛、羌活、独活、防风，加黄芩 10g，鱼腥草 15g，金银花 15g，连翘 15g，加强清热解毒之力。继服 7 剂。

五诊：2018 年 12 月 26 日。上呼吸道感染症状好转，不时仍有轻微咳嗽，痰少而黏，气短乏力，血压：120/80mmHg，尿蛋白（+），尿潜血（-），甘油三酯 1.7mmol/L，血糖 5.0mmol/L。精神食纳尚可，全身浮肿消失，二便自调，舌质红，苔薄白，脉沉细。

证属脾虚精微不周，肺虚津液输布不利。

以补气健脾，扶正固本治疗，用芡实合剂加减。

组方：枇杷叶 10g，山药 10g，黄精 20g，黄芪 15g，菟丝子 15g，女贞子 15g，旱莲草 15g，芡实 30g，金樱子 30g，百合 10g，党参 15g，白术 10g，茯苓 10g，炙甘草 6g，防风 10g，苏梗 15g，蝉蜕 6g，益母草 15g。水煎服，一日 1 剂。

服用 30 余剂后，病情痊愈，后随访 2 年再未复发。

例 2：李某，男，30 岁，初诊 2019 年 3 月 25 日。

主诉：因乏力，尿少浮肿 3 月来诊。症见：面色萎黄，食欲不振，头晕恶心，气短乏力，下肢轻度浮肿，舌质红，苔白腻，脉沉缓。查体：诊查尿蛋白（+++），潜血（++），血压：140/90mmHg，肾功能正常。X 片显示胸腔积液少量。

【西医诊断】慢性肾小球肾炎。

【中医辨证】脾虚不运，水湿内停，湿郁化热。

【治则】健脾利湿，通利小便。

【方药】实脾饮，五苓散，五皮饮加味。

附子（先煎）6g，干姜 6g，草果 6g，厚朴 10g，木瓜 15g，桂枝 10g，白术 10g，茯苓 10g，泽泻 10g，甘草 6g，生姜 6g，大枣 4 枚，茯苓皮 15g，大腹皮 15g，车前子 10g（包煎），白茅根 30g。水煎服，一日 1 剂，14 剂。

二诊：2019 年 3 月 25 日。服药后腹胀浮肿消失，精神食欲较前好转，尿蛋白（++），潜血（+），血压：130/80mmHg，舌质红，苔薄白，边有齿痕，脉滑细。

证属脾虚湿邪内停，精微不固，湿郁化热。以健脾利湿，兼清热止血。方用芡实合剂加味。

组方：枇杷叶 10g，山药 10g，黄精 20g，黄芪 15g，菟丝子 15g，女贞子 15g，旱莲草 15g，芡实 30g，金樱子 30g，百合 10g，党参 15g，白术 10g，茯苓 10g，炙甘草 6g，阿胶（烊化）10g，血余炭 15g，当归 10g，生地黄 12g，麦冬 10g，枸杞子 10g，丹参 20g，丹皮 6g，苏梗 20g，蝉蜕 6g，益母草

20g，白茅根 30g，大蓟 15g，小蓟 15g，三七 3g（分冲）。水煎服，一日 1 剂。

三诊：2019 年 4 月 20 日。上方服 25 剂后，尿蛋白（＋），潜血（＋－），精神见好，食欲增加，上方去阿胶，加水蛭 6g（分冲）化瘀止血。继续服用 30 剂后蛋白芨潜血均阴性，血压下降，诸症痊愈，后随访 2 年未见复发。

例 3：张某，女，40 岁，初诊 2019 年 4 月 12 日。

主诉：全身浮肿 3 月，伴胸闷气短 2d。

现病史：患者于 3 个月前患急性肾炎，在当地医院输液消炎治疗，同时服用中药治疗，药物不详。2 周后浮肿消失，症状减轻。因忙于工作，未能按时服药，间断服用呋塞米及金水宝治疗，但疗效不明显。就诊前 3 日患者浮肿且出现胸闷气短，乏力加重，遂来治疗。

刻下症：颜面浮肿，下肢凹陷性浮肿，尿少，胸闷气短，畏寒怕冷，面色㿠白，食纳差，疲乏无力。舌质红，苔白胖大，脉沉缓。查体心率 80 次/min。血压：140/90mmHg。化验 24h 尿蛋白定量 1.5g，尿蛋白（＋＋＋），潜血（－），尿素氮（BUN）6.0mmol/L，血肌酐（CR）140μmol/L，血浆白蛋白 30g/L，球蛋白 25g/L，A/G1.2，甘油三酯 2.2mmol/L。X 片示双侧胸腔积液。

【西医诊断】慢性肾炎，肾病型，双侧胸腔积液。

【中医辨证】肾阳虚损，气不化水，水气凌心。

【治则】温肾助阳，化气行水。

【方药】济生肾气汤，五苓散加味。

桂枝 10g，附子（先煎）6g，生地黄 10g，山茱萸 6g，山药 10g，茯苓 10g，丹皮 6g，泽泻 10g，车前子 10g（包煎），牛膝 10g，白术 10g，猪苓 10g，桂枝 10g，苏梗 20g，蝉蜕 6g，益母草 20g。水煎服，一日 1 剂。14 剂。

二诊：2019 年 4 月 12 日。服用 14 剂后，浮肿及胸闷气短好转，自觉倦怠、乏力、纳差，腰酸腿困，血压 120/80mmHg，尿蛋白（+），尿潜血（-），舌质红，苔薄白，舌体胖大，脉沉缓，证属脾肾亏虚。治宜补气健脾，补肾温阳。方药济生肾气汤，香砂六君子汤，丹参饮加减。

组方：桂枝 10g，附子（先煎）6g，生地黄 10g，山茱萸 6g，山药 10g，茯苓 10g，丹皮 6g，泽泻 10g，车前子 10g（包煎），牛膝 10g，白术 10g，陈皮 6g，半夏 6g，党参 15g，甘草 6g，生姜 6g，大枣 4 枚，木香后下 6g，砂仁后下 3g，黄芪 30g，丹参 30g，檀香 3g，苏梗 20g，蝉蜕 6g，益母草 20g。水煎服，一日 1 剂，服用 30 余剂尿蛋白转阴。

三诊：2019 年 5 月 16 日。患者服药后胸闷气短好转，精神食纳俱佳，血压 120/80mmHg，尿蛋白（-），潜血（-），舌质红，苔薄白，脉沉细有力。证属脾肾亏虚，效不更方，继续以二诊方为主，加三七（分冲）3g，水蛭（分冲）6g，活血化瘀，改善肾功能，加强疗效。后随访 2 年病情痊愈，再未复发。

例 4：赵某，女，50 岁。初诊 2019 年 5 月 10 日。

主诉：患肾炎一年，多方医治无效，在某医院透析治疗 3 次，因经济拮据，无钱医治，出院回家休养治疗，临行前求治于裴正学教授。

刻下症：全身浮肿，尿少，24h尿量约500mL，恶心呕吐，乏力纳差，头晕头昏，腹胀腰酸，怕冷畏寒，面色苍白，气短乏力，少气懒言，舌质红，苔白腻，脉沉迟无力。检查：化验尿常规，尿蛋白（+++），尿潜血（-），生化检查：尿素氮24.0mmol/L，血肌酐488μmol/L，钾离子5.80mmol/L，血糖（-），血压140/90mmHg，胆固醇6.0mmol/L，甘油三酯2.0mmol/L。

【西医诊断】慢性肾炎，肾功能衰竭，尿毒症期；高血压肾动脉硬化，高脂血症。

【中医辨证】脾肾阳虚，水湿泛溢，湿浊瘀毒。

【治则】补肾温阳，化气行水，活血化瘀，清热解毒。

【方药】桂附地黄汤，复方益肾汤加减。

桂枝10g，炮附子（先煎）6g，生地黄10g，山药10g，山茱萸10g，茯苓10g，泽泻10g，丹皮6g，桃仁10g，红花6g，当归10g，白芍12g，川芎10g，丹参20g，金银花15g，连翘15g，蒲公英15g，败酱草15g，苏梗20g，蝉蜕6g，益母草15g，板蓝根10g，三七3g（分冲），水蛭10g（分冲），大黄10g（后下），生牡蛎粉30g。水煎服，二日1剂，分4次服用。

二诊：2019年9月10日。患者回家坚持服药120余剂，诸症明显好转，来进一步复查病情。

查尿素氮14.80mmol/L，血肌酐177.9μmol/L，尿蛋白（+），尿潜血（-），肾功能较前有好转，精神食纳有好转，恶心头晕均减轻，舌质红，苔薄白胖大，脉弦滑。

治以温阳益肾，活血化瘀。拟方桂附八味汤，肾衰合剂加减。

组方：桂枝 10g，炮附子 6g（先煎），生地黄 10g，山药 10g，山茱萸 10g，茯苓 10g，丹皮 10g，泽泻 10g，大黄 10g（后下），黄芪 30g，丹参 30g，车前子 15g，益母草 30g，金银花 15g，白花蛇舌草 15g，枸杞 15g，桑葚 15g，三七 3g（分冲），水蛭 10g（分冲），生牡蛎 30g（先煎）。

患者带药回家，坚持服药 150 剂，精神好转，小便自利，浮肿全消，腰酸头晕痊愈。

三诊：2020 年 3 月 10 日。复查肾功能：尿素氮 9.07mmol/L，血肌酐 136.92 μmol/L，尿蛋白（－），尿潜血（－）。病情好转，效不更方，以二诊方加减，制剂水丸服药以巩固疗效。

组方：桂枝 50g，附子 30g（先煎），生地黄 50g，山药 50g，山茱萸 50g，茯苓 50g，丹皮 30g，泽泻 50g，桃仁 50g，红花 30g，当归 50g，白芍 50g，川芎 50g，益母草 75g，丹参 100g，金银花 75g，蒲公英 75g，连翘 75g，板蓝根 50g，苏梗 75g，蝉蜕 30g，三七 30g（分冲），水蛭 100g（分冲），大黄 50g（后下），熟地黄 50g，黄芪 100g，生龙骨 75g（先煎），生牡蛎 75g（先煎）。

共为细末，水丸，缓图治之。

例 5：吴某，男，29 岁。初诊 2018 年 10 月 12 日。

主诉：间歇性浮肿 4 年。现病史：4 年前患有急性肾炎，因调治不善而发展为慢性肾炎，反复出现浮肿，尿蛋白始终在 ＋ ～ ＋＋＋，尿镜检有红细胞、白细胞、颗粒管型。近几月来浮肿加重，伴乏力、头晕、腰酸、怕冷、腹胀、恶心、呕吐等症状。舌质红，苔黄厚腻，舌胖大边有齿痕，脉沉细弦。

检查：化验血清，尿素氮 11.5mmol/L，血肌酐 118μmol/L，血压 140/90mmHg。

【西医诊断】慢性肾炎。

【中医辨证】脾肾阳虚。

【治则】健脾补肾。

【方药】济生肾气汤，粗保元汤加减。

桂枝 10g，附子 6g（先煎），生地黄 10g，山茱萸 6g，山药 10g，茯苓 10g，丹皮 6g，泽泻 10g，车前子 10g（包煎），牛膝 10g，党参 15g，白术 10g，黄芪 15g，肉桂 6g（后下），白茅根 30g，苏梗 20g，蝉蜕 6g，益母草 20g，大黄 10g（后下），牡蛎 15g（先煎），干姜 6g，红花 6g，当归 10g，泽兰叶 10g。水煎服，一日 1 剂。

二诊：服用 30 剂后尿蛋白（＋），尿素氮 9.8mmol/L，血肌酐 78μmol/L，血压 130/80mmHg，舌质红，苔薄黄，脉弦滑。肾功能有好转，尿蛋白下降，血压下降，热邪减轻，上方加水蛭 6g（分冲），加强活血化瘀之力，以改善肾功能。

三诊：上方加减进退服用 100 余剂后，血清尿素氮下降至正常，尿常规镜检正常，病情告愈，随访 3 年未见复发。

五、古今各家学说列举

根据慢性肾炎的临床表现，历代医家对本病的有关论述，主要集中在"水肿"门内；也散见于"虚劳"及"腰痛""眩晕"之中，内容十分丰富。在临床表现方面《素问·平热论》记载："诸有水气者，微肿先见于目下也。"《素问·水热穴论》载："……水病下为胕肿、大腹，上为喘呼。"《金匮要略》中记载："正水其脉沉迟，外证自喘""石水其脉自沉，外证腹满不喘"；"脾水者，其腹大，四肢苦重，津液不生，但苦少气，小便难""肾水者，其腹大、脐肿、腰痛、不得溺，阴下湿如牛鼻上汗，其足逆冷""男子脉虚沉弦，无寒热，短气里急，小便不利，面色白，时目瞑兼衄，少腹满，此为虚劳使之然"。《诸病源候论》谓："肾虚者，背难以俯仰，小便不利，色赤黄而有余沥，茎内痛，阴囊湿生小疮，小腹满急。"《河间六书·肿满》说，胕肿肉如泥，按之不起，泥之象也。《丹溪心法》指出，若遍身肿，不烦渴，大便溏，小便少，不涩赤，此为阴肿。在病因病机方面《素问·至真要大论》云："太阴司天，湿淫所胜，胕肿……""诸湿肿满，皆属于脾"。《素问·气交变大论》道："岁水太过，寒气流行，……甚则腹大胫肿。"《素问·水热穴论》则说："勇而劳甚则肾汗出，肾汗出逢于风，内不得入于脏腑，外不得越于皮肤，客于玄府，行于皮里，传为胕肿，本之于肾。"《灵枢·五癃津液篇》："阴阳不和，则津液溢而不流于阴，髓液皆减而下，下过度则虚，虚故腰背痛而胫酸。"《诸病源候论·水病诸候》："水无不由脾肾虚所为，脾肾虚则水妄行，盈溢皮肤而周身肿满。"《丹溪心法》更为详细地指出："夫人之所以得其命者，水与谷而已。水则肾主之，谷则脾主之。惟肾虚不能行水，惟脾虚不能制水，肾与脾合气，胃为水谷之海，又因虚不能传化焉，故肾水泛滥反得以浸渍脾土，于是三焦停滞，经络壅塞，水渗于皮肤，注于肌肉而发水肿矣！"《景岳全书》更要言不烦："凡水肿等症，乃脾肺肾三脏相干之病。盖水为至阴，故其本在肾；水化于气，故其标在肺；水惟畏土，故其制在脾。"另外《血证论》指出，瘀血流注亦发肿胀者，乃血变成水之证。在治疗原则方面《素问·汤液醪醴论》提出"去宛陈莝，……开鬼门，洁净府"的原则，《金匮要略》则更加具体："诸有水者，腰以下肿，当利其小便；腰以上肿，当发其汗乃愈""虚劳腰痛，少腹拘急，小便不利者，八味肾气丸主之"。《千金方》提出水肿必须忌盐的正确主张。《景岳全书》提出，水肿证以精血化为水，多属虚败，治宜温脾补肾，此正法也。

叶传蕙提出中医辨证治疗的方法：①肺肾气虚型，方选益气补肾汤加减；②脾肾阳虚型，方选真武汤加减；③肝肾阴虚型，方选知柏地黄汤加减；④气阴两虚型，方选参芪地黄汤加减。

熊氏等：通过观察 200 例慢性肾炎患者性别、年龄、肾功能、病程的变化与中医辨证的关系，分析慢性肾炎的病因、病机及证候分布规律，发现病程对证候分布的影响有统计学意义。

郑氏：运用自拟益肾清化汤治疗慢性肾小球肾炎 68 例。其病例中包括慢性肾炎普通型 23 例，肾病型 17 例，高血压型 24 例。治疗方法：服益肾清化汤（黄芪、党参各 30g，陈皮 15g，清半夏 10g，水蛭 6g，苏木 10g，白花蛇舌草、马鞭草各 60g，生地黄 30g，山茱萸 20g，山药、丹皮、泽泻、茯苓各 15g，龙葵 10g 随症加减）每日 1 剂，2 个月为 1 个疗程，连用 3 个疗程。湿热型加茵陈 20g、石韦 30g；水肿甚加浮萍 10g、车前子 30g；持续蛋白尿不降加水陆二仙丹；持续血尿加仙鹤草、白茅根各 30g，或送服云南白药 0.3g，每日 3 次；腰痛加杜仲、续断各 15g；纳呆加鸡内金 20g，焦山楂、焦神曲、炒麦芽各 60g；大便秘结加生大黄 5～10g；肾阳虚加淫羊藿 30g、巴戟天 15g；高血压加石决明 30g、天麻 15g。总治愈率为 45.6%，总有效率为 82.3%。

童氏等：用清上治下法治疗伴有扁桃体炎、咽炎的慢性肾小球肾炎。给 120 例患者口服中药汤剂（处方：金荞麦 20g，金莲花 30g，金果榄 15g，马勃 10g，紫荆皮 15g，荆芥穗 15g）每日 1 剂，每隔 1 个月及出院后专科门诊定期复查，随访 1 年，观察治疗前后各项指标的变化情况。结果：治疗后完全缓解 25 例（20.8%），基本缓解 42 例（35.0%），好转 38 例（31.7%），无效 15 例（12.5%），总有效率 87.5%。结果显示，病程越短、病情越轻，疗效越好；尿蛋白定性、尿红细胞、尿白细胞较治疗前有显著改善（$P<0.01$）；尿蛋白定量、血总胆固醇较治疗前也有明显改善（$P<0.05$）。

王秀健：采用温肾补脾法治疗慢性肾小球肾炎 50 例，并做疗效观察。结果：总有效率 98%。其中完全缓解 40 例，显效 6 例，好转 3 例，无效 1 例。结论：温肾补脾法治疗慢性肾小球肾炎疗效显著。

张传方、金赢政：观察活血化瘀法辅助治疗慢性肾小球肾炎脾肾阳虚型患者的临床疗效。选取符合条件的患者 100

例，将其随机分成 2 组，治疗组与对照组各 50 例。予对照组服用益气温阳汤进行治疗，治疗组于该方基础上联合应用活血化瘀药物，观察 12 周后的治疗效果并进行统计。治疗组总有效率达到 94%，两组间差异有统计学意义（P<0.05）。治疗后两组的血尿素氮（BUN）、24 h 尿蛋白定量均有所下降，与对照组相比，差异有统计学意义（P<0.05）。与治疗前相比，治疗组治疗后的血肌酐（Scr）、尿红细胞数显著下降，明显优于治疗前（P<0.01）。活血化瘀法对于辅助慢性肾小球肾炎脾肾阳虚型患者的治疗具有比较理想的效果。

马添宏、张俊丽：探讨中西医结合治疗慢性肾小球肾炎的临床疗效。将 92 例慢性肾小球肾炎患者随机分为对照组和观察组，各 46 例。对照组给予肾内科常规治疗，观察组患者在对照组基础上加用自拟健脾温阳化瘀方治疗。两组的肌酐、尿素氮及 24h 尿蛋白定量在治疗后相比较，观察组均显著优于对照组（P<0.05）。中西医结合治疗慢性肾小球肾炎疗效显著。

冀赞群：益气养阴、清热利湿方治疗慢性肾小球肾炎可改善尿蛋白、尿红细胞情况，提高综合疗效。

于增利：观察真武汤加味治疗 94 例脾肾阳虚型慢性肾小球肾炎的临床效果。慢性肾小球肾炎患者采用真武汤加味治疗，临床疗效较好，可使患者病情得到明显改善。

赵大鹏等：李延教授强调其本在肾、其标在肺、其制在脾的病因、病机，标本兼治善于运用"宣肺""健脾""补肾"之法，分期治疗慢性肾小球肾炎。

李法芳：观察黄连温胆汤治疗 90 例慢性肾小球肾炎患者的临床疗效及对肾功能、免疫指标及炎性细胞因子的影响。西医常规治疗基础上辅以黄连温胆汤治疗慢性肾小球肾炎疗效更为确切，肾功能改善更明显，机制可能与调节机体免疫功能、减轻炎性反应有关。

苗鹏伟、默秀婷：探讨慢性肾小球肾炎应用补肾活血法治疗的临床效果。选取 90 例慢性肾小球肾炎患者作为研究对象，随机分为对照组和中医组，各 45 例。对照组采用常规治疗，中医组采用补肾活血法治疗，观察两组症状及肾功能改善情况，评估治疗效果。结果：中医组治疗后症状总评分及肾功能指标水平显著低于对照组（P<0.05）；中医组治疗总控制率显著高于对照组（P<0.05）。应用补肾活血法治疗慢性肾小球肾炎，可逆转肾功能损害，有效消除症状，增强疗效。

六、结语

慢性肾炎以浮肿、蛋白尿、高血压和低蛋白血症为临床特征，其主要病因有外感风邪，脾虚不运，肾阳虚衰，脾肾阳虚，瘀血阻络等。本病发病初期多因外感风邪，肺失通调，以宣肺发散风邪为主，常用越婢汤、麻杏石甘汤、大青龙汤、小青龙汤加减；饮食劳倦内伤，伤及脾胃，水湿停聚，为慢性肾炎之主要病机。治则以健脾利湿，通利小便为大法。香砂六君子汤、五苓散、五皮饮、芡实合剂可供选择；肾阳虚损，气不化水可用济生肾气汤、五苓散加味。无论急性还是慢性，尿蛋白显著加苏梗、蝉蜕、益母草、芡实、金樱子；潜血明显加白茅根、侧柏叶、女贞子、旱莲草、大小蓟、三七、鸡冠花、漏芦；久病不愈，肾阳虚损，水湿泛溢，湿浊瘀毒之尿毒症，裴正学教授常用桂附地黄汤加复方益肾汤，加三七、水蛭而获效；若尿素氮、血肌酐持续增高，用桂附地黄汤合肾衰合剂加减。裴正学教授治疗慢性肾炎可归纳为以下三方面：

1. 突出清利，祛邪即扶正

常用金银花、连翘、蒲公英、败酱草、苏梗、蝉蜕、益母草、石韦、葶苈子、白花蛇舌草、茵陈、防风、荆芥等。

2. 重视调理肺、脾、肾三脏功能

（1）肺为水之上源，《素问》"开鬼门，洁净府"及高原导水之法，皆属于此证。裴正学教授善用越婢汤、麻杏石甘汤、大青龙汤、小青龙汤加减治疗，常用药物：麻黄、杏仁、生石膏、甘草、干姜、细辛、五味子、半夏、桂枝、白术、防风、黄芪等。方中麻黄不论血压高低均可用之。

（2）"肾为胃之关"，张景岳"水唯畏土，其制在脾"。健脾补肾是治疗本病之关键措施。裴正学教授善用芡实合剂、桂附地黄汤、实脾饮，均属此法。

（3）治疗蛋白尿，非但强调补肾阳，而且强调补肾阴，阴阳是一对相互依存又相互对立的整体。在补阴阳的同时，还可考虑加入一些收敛固涩的药物，如金樱子、芡实、五味子、覆盆子、白果、补骨脂、生龙骨、生牡蛎等。

3. 重视微观辨证

（1）治疗尿蛋白时常用祛风药以祛风通络，意在加强其抗过敏，调节变态反应，常用药物有蝉蜕、僵蚕、苏梗、白蒺藜、荆芥、防风等。

（2）尿潜血阳性，多责之于热伤血络和脾不统血。前者多用白茅根、侧柏叶、女贞子、旱莲草、三七、枸杞子、凤尾草、车前草、半枝莲等清热凉血止血；后者常用党参、白术、黄芪、当归、龙眼肉、仙鹤草等益气健脾，统摄血液。

第三章　肾病综合征

肾病综合征（简称 NS）是由很多病因引起的临床以大量蛋白尿、低蛋白血症、高脂血症及不同程度的水肿为特征（所谓"三高一低"）的临床综合征。本综合征可分原发性与继发性两大类。引起原发性 NS 的肾小球疾病主要有类脂性肾病、急性肾炎、慢性肾炎、急进性肾炎；引起继发性 NS 的疾病有系统性红斑狼疮、过敏性紫癜、糖尿病、霍奇金淋巴瘤、感染性心内膜炎、先天性心内膜炎、先天性 NS、遗传性肾炎等。

一、生理病理

引起 NS 的病因有的较为明确，有的还不甚清楚，目前所知大部分与免疫有关。一些机械因子、遗传因子所致的 NS，如肾静脉血栓形成，下腔静脉栓塞等非免疫致病因子，偶尔也可间接引起自身免疫反应。病理有以下几种：

1. 微小病变性肾病

以肾小球上皮细胞足突融合为特点，光镜下肾小球基本正常，免疫荧光镜示无免疫球蛋白芨补体成分染色。

2. 系膜增殖性肾小球肾炎

光镜下以所有肾小球广泛受累、弥漫性系膜细胞及基质增殖为特点。荧光显微镜见一部分病人于系膜区偶见基膜有均匀、纤细的 IgM 颗粒状沉着。电镜下约有 50% 病例系膜区可见细小的电子高密度复合物沉着，并可见系膜细胞增殖、上皮细胞肿胀、足突融合等变化。

3. 膜性肾病

以肾小球基质上皮细胞下弥漫的免疫复合物沉着为特点。光镜下镀银染色可见从基膜向上皮细胞侧形成与基膜性质相同的垂直排列的钉突样结构。免疫荧光染色可发现其为 IgG 和 C3。

4. 局灶性节段性肾小球硬化

光镜下特征为局灶损害，影响少数肾小球及肾小球的部分小叶。单个肾小球的损害，只累及 1 ~ 2 个小叶，呈节段性玻璃样硬化。免疫荧光镜示局灶硬化损害处有 IgM、IgG 和 C3 呈不规则团块状、结节状分布。

5. 膜增殖性

根据免疫复合物的沉着部位及基膜病变的特点，可进一步分为 3 型：Ⅰ型基膜增厚但完整，因系膜细胞及基质长入基膜而呈基膜双轨现象。免疫荧光可见 IgG，IgM 及 C3 颗粒状连续沿基膜周边分布；Ⅱ型以基膜内大量、大块电子高密度物质沉着为特点。光镜下以基膜增厚及系膜病变为主。免疫荧光镜见以 C3 沉着为主；Ⅲ型除与Ⅰ型有共同改变外，有较突出的上皮下免疫复合物沉着。

二、诊断

（一）临床表现

1. 大量蛋白尿

是 NS 的主要表现及产生其他临床表现的基础。尿蛋白的主要成分为白蛋白。肾小球基膜的通透性的变化是尿蛋白产生的根本原因。一般 24h 尿蛋白总量大于 3.5g。

2. 水肿

常为 NS 的第一个症状，患者常因此来就诊。水肿的发生主要与血浆蛋白低下导致胶体渗透压下降及继发性水钠潴留有关。严重时可引起胸、腹腔与心包积液。

3. 低蛋白血症

低蛋白血症是 NS 的主要临床特征，其产生原因主要是由于长期大量蛋白质从尿中丢失所致。此外,蛋白分解代谢加速、肾小管重吸收蛋白的不足也促进了低蛋白血症的发生。

4. 高脂血症和脂质尿

患者血浆胆固醇、甘油三酯和磷脂均明显增加，低密度脂蛋白（LDL）及极低密度脂蛋白（VLDL）浓度增加，高密度脂蛋白（HDL）正常或稍下降。血浆白蛋白下降引起脂蛋白代谢紊乱的机理尚不清楚。可能与刺激肝脏合成及影响脂类的分解和周围组织对其利用有关。高脂血症是 NS 患者动脉硬化性合并症最主要的原因。脂质尿也是 NS 的一个主要表现，特别是类脂性肾病尤为突出。尿脂质排出可高达正常人的 10 倍。

5.NS 的并发症

① NS 患者由于蛋白质营养不良、IgG 与补体蛋白质成分水平低下，易并发感染，是本征主要死亡原因之一。②本征患者抗血栓因子Ⅲ及血清素原的活性下降，血小板聚集能力增强，血液黏滞度增加，纤维蛋白溶酶减少，动脉硬化引起的血管壁损伤等使血液呈高凝状态，易致血栓形成。常见肾静脉、肺动（静）脉血栓等。高脂血症特别是 LDL 浓度的升高，易导致心脏血管系统疾病的发生。

（二）相关检查

1. 尿常规

大量蛋白尿（＞ 3.5g/24h）伴管型尿，亦可见镜下或肉眼血尿。

2. 血浆蛋白

血清总蛋白降低，特别是人血白蛋白 <30g/L。α1 球蛋白正常或降低，α2 球蛋白、β 球蛋白相对增高。原发性 NS 的 IgG，γ 球蛋白均降低。

3. 血脂

胆固醇定量增高，甘油三酯正常或增高，严重者 VLDL 增高明显。

4. 尿纤维蛋白（原）降解产物（FDP）测定

可帮助选择用药及估计预后，增高者多对激素不敏感。尿 FDP 含量增高提示肾内有凝血纤溶过程，多为增殖性病变。病情进展及恶化时可见尿 FDP 急剧升高。

5. 尿 C3

增高者提示肾小球基膜通透性增高，多见于膜性肾小球肾炎、毛细血管系膜性肾炎及快速进行性病变。

6. 血液流变学测定

NS 患者全血黏度、血浆黏度均明显增高。

7. 其他

另外可有甲状腺素水平下降、血浆白蛋白结合碘减少，血钙下降，维生素 D 代谢异常，25- 羟骨化醇下降，血浆维生素结合球蛋白下降等改变。

（三）诊断标准

（1）大量蛋白尿（＞ 3.5g/24h）。

（2）低蛋白血症（人血白蛋白＜ 30g/L）。

（3）明显水肿。

（4）高脂血症。

上述四条中前两条为必备条件。

1985 年第二届全国肾脏病学术会议上，将原发性 NS 根据其临床表现不同分为 I 型和 II 型（但目前多数学者认为，这种分型并无必要）：I 型：无持续性高血压，离心尿红细胞＜ 10 个／高倍视野，无贫血，无持续性肾功能不全，尿蛋白通常为高度选择性（SPI<0.1），尿 FDP 及 C3 值在正常范围。II 型：常伴有高血压、血尿或肾功能不全。肾病的表现可以不典型。尿 FDP 及 C3 值往往超过正常，蛋白尿为非选择性。

（四）鉴别诊断

1. 糖尿病性肾病

亦可表现为 NS，但有较长期的糖尿病史，较快出现肾功能衰竭，眼底改变亦有助于鉴别。

2. 肾淀粉样病变

见于原发或继发性淀粉样变，主要表现为 NS。但多器官受累是其特点，有巨舌、心肌肥厚、胃肠蠕动僵硬、肝脾大等。

3. 遗传性肾炎（Alport's 综合征）

呈家族性发病，男性病情较重。多于青少年时起病。常表现为 NS Ⅱ 型。但有渐进性神经性耳聋及晶体、色素膜、视网膜病变。

三、治疗

1. 一般治疗

凡有严重水肿、低蛋白血症者应卧床休息。肾功能正常时，应给高优质蛋白饮食 1.5g/（kg·d）及低盐（每日 1 ~ 3g）饮食。

2. 利尿

①噻嗪类利尿剂：氢氯噻嗪片每日 25 ~ 100mg，分 3 ~ 4 次口服。长期服用应防止低钠和低钾血症。②排钠留钾利尿剂：安体舒通 120 ~ 240mg，分 3 ~ 4 次口服。氨苯蝶啶 100 ~ 300mg，分 2 ~ 3 次口服。③利尿剂：可用速尿 40 ~ 120mg，分 2 ~ 3 次口服或静脉、肌肉注射，或用利尿酸钠每日 25 ~ 50mg，分 2 ~ 3 次口服或肌肉、静脉注射。④渗透性利尿剂：低分子右旋糖酐 500mL，每 2 ~ 3 日 1 次，

静脉滴注。可使肾小管内液呈高渗状态,减少水及钠的重吸收,同时可一过性提高血浆渗透压。⑤提高血浆胶体渗透压:血浆、血浆白蛋白、血浆代用品等静脉注射后,均可提高血浆胶体渗透压,出现显著的利尿作用。但合并心脏病的患者应慎用。

3. 肾上腺皮质激素和细胞毒类药物治疗

（1）糖皮质激素:根据患者对皮质激素的反应可分为:①"激素敏感型":即用药后 2 ~ 12 周消肿、尿蛋白减少,各项化验均恢复正常;②"激素依赖型":即激素减量到一定程度即复发;③"激素无效型":常用糖皮质激素为强的松,开始用量要足,每日每千克体重 1mg,晨顿服,一般用 8 周后开始减量,1 ~ 2 周减量 1 次,每次减原用药量的 1/10 左右,减至每日药量 20mg 左右时易复发,故减药速度应更慢防止反跳出现。维持剂量因人而异,一般每日 5 ~ 10mg,或隔日 10 ~ 20mg,持续服用 0.5 ~ 1 年。

（2）细胞毒类药物:主要用于提高糖皮质激素疗效、减少皮质激素用量,常用于皮质激素治疗微小病变型 NS 复发者及"激素依赖"患者。一般不作为首选或单独用药。这类药物有:环磷酰胺、盐酸氮芥、苯丁酸氮芥等。临床常用环磷酰胺（CTX）,一般在糖皮质激素开始治疗 2 ~ 6 周后,尿蛋白仍不减时,可加本药。每日 100 ~ 200mg,分次口服;或 200mg 每日或隔日静脉注射,总量 6 ~ 8g。副作用有骨髓抑制及肝损害。故用药期间应定期查血象、肝功。此外环磷酰胺还有抑制性腺,特别是睾丸功能及引起脱发和出血性膀胱炎等副作用。

（3）抗凝及降脂药物治疗。抗凝药物可选用潘生丁每次50mg，每日3次服用，或用肝素等。降脂药可选用安妥明或消胆胺树脂。另外，积极控制感染灶十分重要。可依病情选用对肾功无损害的抗菌药物。

四、裴正学教授诊疗经验

（一）裴正学教授治疗肾病综合征总的思维方法

裴正学教授认为肾病综合征属中医之"水肿""虚劳""癃闭"等范畴，其病机为肺、脾、肾功能失调，水液代谢障碍，精微不固，湿浊内停而成。肺为水之上源，主一身之表，外合皮毛，易受风邪侵袭。风邪侵袭，肺失宣降，通调失职，水液不能下输膀胱，溢于肌肤，发为水肿。脾主运化，转输水谷之精气，升清降浊，脾上能制水而生金，若因冒雨涉水，汗出遇风，或久居潮湿之地，或过食生冷寒凉伤及脾气，或因脾胃素虚，水湿内生，脾为湿困，运化失常，不能升清降浊，精微不布，水液内停，故见蛋白尿及水肿。肾主水，司膀胱气化，肾虚气化不利，开阖失常，小便不利，出现高度水肿。肾气不足，肾失封藏，精微下泄，出现蛋白尿。脾虚生化乏源，肾精不足，出现低蛋白血症。由于尿蛋白大量流失，血浆蛋白降低。肺、脾、肾三脏相互影响，肺气不降可影响脾肾黏脾虚不能制水，水湿停留必损及肺肾；肾阳虚衰不能温养肺脾，肺脾气化不利，功能受损。故肺、脾、肾三脏虚损，尤以脾肾虚损为本虚。风邪、湿热、血瘀、湿浊为标实，尤以湿热和血瘀为重。本虚而标实是本病的病机特点。

本病发病之初，多表现为肺肾气虚，患者易于感冒，常见面浮肢肿，乏力气短，腰膝酸痛，自汗盗汗等症。其次为脾肾阳虚，以高度水肿，怕冷畏寒，便溏腹泻为特点，患者血浆白蛋白降低，胆固醇升高。本病的治疗常使用大剂量激素和免疫抑制剂，激素属温热之药，大量服用易伤阴耗液，出现肾阴亏虚征象，五心烦热，潮热盗汗，头晕耳鸣，视物模糊，口干咽燥等；心脾两虚可见明显乏力，少气懒言，易感冒，手足心热等。

（二）裴正学教授治疗肾病综合征辨证及用药

1. 脾气亏虚

证见：平素易感冒，纳差乏力，恶心呕吐，腹胀胸满，出汗短气，胸满痰多，尿蛋白阳性或尿潜血阳性，舌质淡红，苔薄白或黄，脉细弱。

治则：补气健脾，利尿消肿。

方药：芡实合剂（裴正学教授经验方）加味。

枇杷叶 10g，山药 10g，黄精 20g，黄芪 15g，菟丝子 15g，女贞子 15g，旱莲草 15g，芡实 30g，金樱子 30g，百合 10g，党参 15g，白术 10g，茯苓 10g，炙甘草 6g，苏梗 20g，蝉蜕 6g，益母草 20g。

按：本病实际上属于脾肾亏虚，四君子汤补气健脾以治气虚，黄精、菟丝子、芡实、金樱子四药补肾摄精以治肾虚。女贞子、旱莲草阴阳双至。脾虚不运，肾失封藏，尿蛋白阳性，加苏梗、蝉蜕、益母草除风利水。百合润肺止咳，降气利水。尿潜血阳性加阿胶（烊化）10g、血余炭 15g、当归 10g、生地黄 10g、麦冬 10g、枸杞子 10g、丹皮 6g、丹参 20g、大蓟 15g、小蓟 15g，清热凉血止血。西医治疗以抗感染，利尿，激素应用和补充白蛋白以纠正低蛋白血症。

2. 肾气亏虚

证见：肾气不足，水肿反复发作，颜面水肿，腰以下水肿明显，腰膝冷痛，神疲乏力，畏寒肢冷，面色㿠白，遗精早泄，头晕头昏，腹胀便稀，舌质淡红，苔白腻，脉沉细或脉沉迟无力。

治则：补肾助阳，化气行水。

方药：济生肾气汤加减。

桂枝 10g，附子 6g（先煎），生地黄 12g，山药 10g，山茱萸 10g，茯苓 10g，丹皮 6g，泽泻 10g，川牛膝 10g，车前子 10g（包煎），苏梗 20g，蝉蜕 6g，益母草 20g。

裴正学教授用此方治疗肾病综合征时肉桂用量 3 ~ 6g，附子用量 3 ~ 6g，遵循"少火生气"之旨。药量过大可加重蛋白尿，有"壮火食气"之弊。

3. 脾肾阳虚

证见：肾病日久不愈，全身水肿，畏寒肢冷，腰膝冷痛酸软，阳痿早泄，足跟疼痛，女性月经不调，疲乏无力，面色苍白，胃胀纳差，大便稀溏，舌质淡红，苔薄白，脉沉迟。化验尿蛋白阳性，或尿潜血阳性，肾功能有轻度损害，尿素氮、肌酐可见升高，或见贫血、低血压等。

治则：健脾补肾，温阳化气。

方药：济生肾气汤、五苓散加味。

桂枝 10g，附子 6g（先煎），生地黄 10g，山茱萸 6g，山药 10g，茯苓 10g，丹皮 6g，泽泻 10g，车前子 10g，牛膝 10g，白术 10g，猪苓 10g，苏梗 20g，蝉蜕 6g，益母草 20g。

4. 肾虚血瘀

证见：水肿日久不清，全身浮肿，皮肤光亮，或有瘀斑，腰肢酸困，或伴有血尿，血脂高，低蛋白血症明显者，舌质紫暗，脉沉细。肾虚兼有瘀血阻络。

治则：温肾，活血化瘀。

方药：桂附八味丸合复方益肾汤加减。

桂枝 10g，附子 6g（先煎），生地黄 10g，山茱萸 6g，山药 10g，茯苓 10g，丹皮 6g，泽泻 10g，车前子 10g，桃仁 10g，红花 6g，当归 10g，白芍 10g，川芎 10g，苏梗 20g，蝉蜕 6g，益母草 15g，金银花 15g，连翘 15g，蒲公英 15g，败酱草 15g，板蓝根 10g。

5. 湿浊瘀毒

证见：中阳衰败，浊阴不降，神疲欲睡，恶心呕吐，甚至口有尿味，病情严重，尿蛋白长期不降，舌质淡胖，白腻，脉沉细无力。此为慢性肾炎，肾功能衰竭，尿素氮，血肌酐均增高。尿检尿蛋白（++-+++），尿潜血（++-+++）。

治则：补肾温阳，化气行水，活血化瘀，兼清热解毒。

方药：桂附八味丸，合复方益肾汤加三七、水蛭。

桂枝 10g，附子 6g（先煎），生地黄 10g，山药 10g，山茱萸 10g，茯苓 10g，丹皮 6g，泽泻 10g，车前子 10g，桃仁 10g，红花 6g，当归 10g，白芍 10g，川芎 10g，苏梗 20g，蝉

蜕 6g，益母草 15g，金银花 15g，连翘 15g，蒲公英 15g，败酱草 15g，板蓝根 10g，三七 3g（分冲），水蛭 6g（分冲）。

如肾功能严重受损，血清尿素氮、肌酐增高明显者用桂附地黄汤加肾衰合剂（裴正学教授经验方）。

药物组成：桂枝 10g，炮附子 6g（先煎），生地黄 10g，山药 10g，山茱萸 10g，茯苓 10g，丹皮 10g，泽泻 10g，大黄 10g（后下），黄芪 30g，丹参 30g，车前子 15g，益母草 30g，金银花 15g，白花蛇舌草 15g，枸杞 15g，桑葚 15g，三七 3g（分冲），水蛭 10g（分冲），生牡蛎 30g（先煎）。

此期患者易合并低蛋白血症，可用人血白蛋白 10g 静脉注射，每周 3 次，连续应用 2 ~ 3 周。

6. 使用激素治疗后的辨证治疗

肾病综合征，因大部分患者西医给了激素治疗，时间长短不定，这给中医治疗带来了不利因素。长期使用激素，使患者免疫力下降、水牛背、满月脸、多毛、疖疮、体重增加、血压升高。如伴有潮热盗汗、失眠心烦，舌红少苔，脉细数，此属肾阴不足，阴虚火旺，宜知柏地黄汤加味治疗，滋阴降火抑制激素之副作用；如有怕冷自汗，面浮肢肿等肾阳虚症状，用二仙汤、越婢加术汤，调节机体免疫功能；如伴有疲乏无力，食欲不振，头晕眼花，腰酸腿困，口干咽燥，舌红少苔，脉细数，气阴两虚证，在激素减量阶段此症尤为明显，宜益气养阴，用保元汤、麦味地黄汤，扶正固本提高机体免疫力，并可减轻激素之副作用。

本病西医治疗以抗感染和对症支持为主。水肿者用速尿、氢氯噻嗪片、安体舒通或氨苯蝶啶可利尿消肿；尿蛋白长期不降，肾功能正常者可用肾上腺糖皮质激素强的松和免疫抑制剂环磷酰胺（CTX）。

（三）裴正学教授治疗肾病综合征主要用方解析

裴正学教授认为本病以急则治标，缓则治本，虚实兼顾为原则，常用以下治法。

1. 健脾补肾法

裴正学教授经常引述《景岳全书·肿胀》云："凡水肿等证，乃肺、脾、肾三脏相干之病。盖水为至阴，故其本在肾；水化于气，故其标在肺；水惟畏土，故其制在脾。"明确指出治疗水肿以健脾利水为主要法则。古人云："胃以燥而纳物，脾以湿而运化。"脾气充盛则水谷之气通达四末，则所谓"脾气居于中而布四方"也。裴正学教授常用芡实合剂加减。

药物组成：枇杷叶 10g，山药 10g，黄精 20g，黄芪 15g，菟丝子 15g，女贞子 15g，旱莲草 15g，芡实 30g，金樱子 30g，百合 10g，党参 15g，白术 10g，茯苓 10g，炙甘草 6g。

2. 温阳化水法

肾阳不足则水邪泛溢，故有"益火之源，以消阴翳"之说。裴正学教授常用桂附地黄汤、济生肾气汤、真武汤、五苓散诸方皆为治水之方，补肾利水消水肿明显。血清蛋白偏低而尿中蛋白持久不消者，常用复方肾气汤。

药物组成：桂枝 10g，附子 6g（先煎），生地黄 10g，山茱萸 6g，山药 10g，茯苓 10g，丹皮 6g，泽泻 10g，车前子 10g，怀牛膝 30g，阿胶（烊化）10g，血余炭 15g，苏梗 20g，蝉蜕 6g，益母草 20g。

3. 活血化瘀法

病久入络，络脉瘀则水道不通，水邪泛溢肌肤，故活血化瘀是治疗水肿之常法。山西中医药研究所之"益肾汤"兼活血化瘀与清热解毒于一体，裴正学教授临床使用屡用屡效，该方适用于慢性肾炎反复发作，经久不愈者，水肿明显者更为有效。

益肾汤：桃仁 10g，红花 6g，当归 10g，赤芍 10g，川芎 10g，丹参 15g，金银花 15g，连翘 15g，蒲公英 15g，败酱草 15g，板蓝根 10g，白茅根 30g，苏梗 20g，蝉蜕 6g，益母草 20g。

4. 清热利水法

裴正学教授谓："火性上炎""水性下注"，湿与热合则火不能上炎，水不能下注，经常留滞膀胱，此所谓"湿热结于膀胱，气不化则癃闭而水肿也"。用西医的观点看，此为慢性肾炎或肾病综合征合并感染或急性泌尿系统感染合并水肿，常用龙胆泻肝汤加味。

药物组成：龙胆草 10g，枸杞子 10g，柴胡 10g，黄芩 10g，滑石 10g（包煎），木通 6g，甘草 6g，生地黄 12g，当归 10g，茯苓 10g，泽泻 10g，车前子 10g，金钱草 15g，虎杖 15g，半枝莲 15g，金银花 15g，连翘 15g，蒲公英 15g，败酱草 15g。

5. 高原导水法

肺为水之上源，古人云："饮入于胃，游溢精气，上输于脾，脾气散精，上归于肺，肺气通调，下输膀胱，水精四布，五经并行。"肺气不宣，则肾气不降，因而宣肺气为通降肾气以利水的又一常法。这一常法被历代医家所重视，裴正学教授称之曰高原导水法，亦有学者称之曰提壶揭盖法，更由此升华出"开鬼门，洁净府""肺肾同源""金水相生"等诸多理论与学说。裴正学教授善用越婢汤、麻杏石甘汤、麻黄附子细辛汤、大小青龙汤等。

加味越婢汤：麻黄 10g，杏仁 10g，生石膏 30g（先煎），炙甘草 6g，附子 6g（先煎），白术 10g，生姜 6g，大枣 4g，细辛 3g，五味子 3g，半夏 6g，桂枝 10g，大腹皮 15g，葫芦皮 15g，车前子 10g。此方适用于兼见外感之慢性肾炎、肾病综合征患者或肺水肿、心衰等。

（四）裴正学教授治疗肾病综合征验案举例

例 1：李某，女，20 岁。初诊 2017 年 10 月 12 日。

主诉：慢性肾炎复发，全身浮肿 1 周。现病史：患者于 1 年前因外感后出现浮肿少尿，疲乏无力，食欲不振，在当地医院诊断为急性肾炎，住院治疗。经使用激素、抗炎等治疗后症状缓解出院。出院后停用激素，病情复发。刻下症：颜面水肿，尿少，腹胀纳差，疲乏无力，舌质红，舌体胖大，舌苔薄白，边有齿痕，脉沉缓。查体：实验室检查尿蛋白（+++），尿潜血（+），24h 尿蛋白定量 3.35g。血脂高，甘油三酯 2.7mmol/L。血压 120/80mmHg。

【西医诊断】肾病综合征。

【中医辨证】脾肾阳虚，水湿不化。

【治则】健脾补肾，化湿利水。

【方药】芡实合剂加减。

枇杷叶 10g，山药 10g，黄精 20g，黄芪 15g，菟丝子 15g，女贞子 15g，旱莲草 15g，芡实 30g，金樱子 30g，百合 10g，党参 15g，白术 10g，茯苓 10g，炙甘草 6g，苏梗 20g，蝉蜕 6g，益母草 20g，白茅根 30g，侧柏叶 15g，仙鹤草 15g。水煎服，一日 1 剂，14 剂。

二诊：2017 年 10 月 28 日。服药后腹胀消失，水肿消退，乏力减轻，舌质红，苔薄白，脉沉迟。查尿蛋白（++），尿潜血（-）。血压正常。证属脾肾阳虚，湿邪停留，上方加白花蛇舌草 15g，漏芦 10g 化湿利水。14 剂。

三诊：化验尿常规，尿蛋白（+），尿潜血（-）。患者服药后全身水肿消失，精神食欲俱佳，怕冷畏寒，舌质红，苔薄白，脉沉缓。此为肾阳亏虚，上方去白花蛇舌草、白茅根、侧柏叶、仙鹤草，加附子 6g（先煎）、鹿角胶 10g（烊化）、淫羊藿 10g、肉苁蓉 10g、巴戟天 10g，温阳补肾。继续服用 20 余剂，病情好转，尿蛋白芨尿潜血均为阴性，为防止病情复发，间歇性服用二诊方 3 月余病情痊愈。

例 2：高某，男，24 岁。初诊 2018 年 3 月 12 日。

主诉：水肿尿少半月。病史：患者于 3 年前患有慢性肾炎，尿蛋白（++），尿潜血（-），经使用中西药及激素治疗病情好转，尿蛋白（+），因长期服用激素患者出现全身发胖、多毛、满月脸症状，患者使用激素 3 月后减量阶段停药，又患感冒，病情加重。刻下症：面部水肿、腹胀、尿少，疲乏无力，口干，怕冷腰酸。舌质红，苔白腻，脉浮缓，尺脉弱。查尿蛋白（+++），尿潜血（+-），肾功能正常，总蛋白 55g/L，白蛋白 30g/L，球蛋白 25g/L，总胆固醇 5.7mmol/L，血沉 46mm/h。血压正常。

【西医诊断】肾病综合征。

【中医辨证】脾肾阳虚，湿热瘀滞。

【治则】健脾补肾，活血化瘀，兼清热除湿。

【方药】桂附地黄汤，复方益肾汤加减。

桂枝 10g，附子 6g（先煎），生地黄 10g，山茱萸 6g，山药 10g，茯苓 10g，丹皮 6g，泽泻 10g，车前子 10g，桃仁 10g，红花 6g，当归 10g，白芍 10g，川芎 10g，苏梗 20g，蝉蜕 6g，益母草 15g，金银花 15g，连翘 15g，蒲公英 15g，败酱草 15g，板蓝根 10g。水煎服，一日 1 剂，14 剂。

二诊：2018 年 4 月 1 日。患者服药后腹胀、水肿消失，怕冷腰酸减轻，查尿蛋白（+），尿潜血（-），舌质红，苔薄白，脉弦滑。上方服用 3 月，病情痊愈，尿蛋白（-），尿潜血（-），后随访 2 年未见复发。

裴正学教授一贯主张不予使用激素治疗肾病，但一旦使用了激素，就要逐步减量，不能随便停药，否则会出现激素反弹现象，使病情复发，影响中药疗效。

例 3：赵某，男，42 岁。初诊 2019 年 12 月 10 日。

主诉：水肿伴腰酸乏力半年。现病史：患者于 2 年前因全身水肿尿少，伴尿频、尿急、尿痛、腰困，在当地医院诊断为急性肾炎。住院治疗好转，症状消失。刻下症：近半年疲乏无力，水肿尿少，腰困沉重，头晕怕冷，食欲不振，舌质红，苔白腻，脉弦滑。查体：尿常规：尿蛋白（+++），尿潜血（+），24h 尿蛋白定量 2.8g，甘油三酯 3.0mmol/L，尿素氮、肌酐正常。血压 120/70mmHg。

【西医诊断】肾病综合征。

【中医辨证】脾肾阳虚，湿热下注。

【治则】温阳化水，清热利湿。

【方药】桂附地黄汤加减。

桂枝 10g，附子 6g（先煎），生地黄 10g，山茱萸 6g，山药 10g，茯苓 10g，丹皮 6g，泽泻 10g，车前子 10g，川牛膝，龙胆草 10g，枸栀子 10g，柴胡 10g，黄芩 10g，滑石 10g（包煎），木通 6g，甘草 6g，当归 10g，白茅根 30g。水煎服，一日 1 剂，14 剂。

二诊：2019 年 12 月 28 日。患者服药后水肿消失，腰酸腿沉、头晕怕冷减轻，舌质红，苔薄白，脉弦细。化验：尿蛋白（++），尿潜血（-），24h 尿蛋白定量 2.2g。尿蛋白下降，尿潜血消失，诸证均有好转。证属脾肾亏虚，原方去柴胡、龙胆草加党参 15g、白术 10g、甘草 6g、益母草 6g，健脾，温阳化气。16 剂。

三诊：2020 年 1 月 20 日。患者共服药 30 剂，病情明显好转，尿蛋白（+），尿潜血（-），24h 尿蛋白定量 1.2g，甘油三酯 1.5mmol/L，舌脉同前。处方：桂枝 10g，附子 6g（先煎），生地黄 10g，山茱萸 6g，山药 10g，茯苓 10g，丹皮 6g，泽泻 10g，枇杷叶 10g，山药 10g，黄精 20g，黄芪 15g，菟丝子 15g，女贞子 15g，旱莲草 15g，芡实 30g，金樱子 30g，百合

10g，党参 15g，白术 10g，茯苓 10g，炙甘草 6g，苏梗 20g，蝉蜕 6g，益母草 20g。

患者坚持服用本方 150 余剂，化验尿常规正常，24h 尿蛋白定量小于 0.5g，尿检未见红细胞，病情痊愈。

通过中医治疗，初期以健脾补肾，清热利湿，患者症状减轻，尿蛋白、尿潜血均下降。说明本病之治疗以补肾健脾为主的治疗思路正确，方药合拍，效果显著。三诊以桂附地黄汤、芡实合剂加减调理，贵在扶正固本治疗。

例 4：白某，女，28 岁。初诊 2018 年 10 月 12 日。

主诉：反复发作尿血半月。现病史：患者有慢性肾炎病史 1 年余，在当地医院给予抗感染等对症支持治疗，血尿及蛋白尿均好转。由于出院后未能及时服药巩固疗效，工作劳累后复发，尿血少量，小便有烧灼感，尿道刺痛，下肢轻度水肿，口干口渴，腰痛腰酸，舌质红，苔黄腻，脉细数。检查：化验尿常规：尿潜血（+++），尿蛋白（+），显微镜下红细胞满视野。24h 尿蛋白定量 2.2g，甘油三酯 2.0mmol/L，血压 120/80mmHg。

【西医诊断】肾病综合征。

【中医辨证】肾气亏虚，膀胱湿热下注。

【治则】清热除湿，利尿止血。

【方药】小蓟饮子加减。

大蓟 10g，小蓟 10g，藕节 10g，滑石 10g（包煎），木通 6g，生地黄 12g，当归 12g，枸杞子 10g，淡竹叶 10g，甘草 6g，阿胶 10g（烊化），血余炭 10g，当归 10g，生地黄 10g，丹皮 6g，丹参 20g，白茅根 30g。水煎服，一日 1 剂。7 剂。

二诊：服药后血尿消失，腰酸腰痛、小便刺痛感减轻，尿潜血（+），尿蛋白（+），镜下红细胞 6 个 / 高倍视野。上方加苏梗 20g、蝉蜕 6g、益母草 15g。14 剂。

三诊：诸证好转，尿检尿蛋白（-），尿潜血（-），24h 尿蛋白定量 0.2g。显微镜下未见红细胞，甘油三酯 1.5mmol/L。仍有腰酸腿沉，乏力，舌质红，苔薄白，脉弦细。证属脾肾亏虚，以桂附地黄汤、芡实合剂加减。

组方：桂枝 10g，附子 6g（先煎），生地黄 10g，山茱萸 6g，山药 10g，茯苓 10g，丹皮 6g，泽泻 10g，枇杷叶 10g，山药 10g，黄精 20g，黄芪 15g，菟丝子 15g，女贞子 15g，旱莲草 15g，芡实 30g，金樱子 30g，百合 10g，党参 15g，白术 10g，茯苓 10g，炙甘草 6g，苏梗 20g，蝉蜕 6g，益母草 20g。水煎服，一日 1 剂，上方加减服用半年痊愈。

例 5：王某，女，33 岁。初诊 2017 年 12 月 10 日。

主诉：咳嗽发热伴浮肿、心悸 1 周。现病史：患者患慢性肾炎 5 年，经服用中西药治疗病情好转后又复发，曾用强的松和环磷酰胺治疗，尿蛋白消失，血压下降。近一周患者感冒咳嗽，扁桃体肥大。刻下症：发热，体温 38℃，全身浮肿，皮肤光亮，心悸头晕，胸闷气短，腰酸困痛，舌质紫暗，舌边有瘀斑，脉浮紧。检查：胸部 X 片示：胸腔少量积液。化验尿常规：尿蛋白（+++），尿潜血（+），24h 尿蛋白定量 2.5g。甘油三酯 2.2mmol/L，血压 140/90mmHg。

【西医诊断】肾病综合征。

【中医辨证】外感风邪，肺失宣降，饮停胸胁，肾虚气不化水。

【治则】疏风解表，高原导水。

【方药】越婢加术汤，大、小青龙汤，五苓散，五皮饮加减。

麻黄10g，杏仁10g，生石膏30g（先煎），炙甘草6g，桂枝10g，白术10g，生姜6g，大枣4枚，细辛3g，五味子3g，半夏6g，车前子10g，茯苓10g，泽泻10g，大腹皮15g，葫芦皮15g。水煎服，一日1剂，10剂。西医给予抗炎对症治疗。

二诊：咳嗽发热好转，心悸胸闷减轻，浮肿消失，舌质紫暗红，苔薄白；舌边有瘀斑，脉沉迟。拍片示胸腔少量积液。证属肾气亏虚，气不化水，兼有瘀血阻络。以济生肾气汤加复方益肾汤加减。

组方：桂枝10g，附子6g（先煎），生地黄10g，山茱萸6g，山药10g，茯苓10g，丹皮6g，泽泻10g，车前子10g，川牛膝10g，桃仁10g，红花6g，当归10g，白芍10g，川芎10g，苏梗20g，蝉蜕6g，益母草15g，金银花15g，连翘15g，蒲公英15g，败酱草15g，板蓝根10g，大腹皮15g，葫芦皮15g。水煎服，一剂分3次服用，每日2次，14剂。

三诊：诸症均减轻，化验尿蛋白（+），尿潜血（-），水肿消失，口干乏力，舌质红，苔薄白，脉沉缓。证属脾肾亏虚，上方加丹参、黄芪各30g，益气健脾。继续服用14剂，尿蛋白（-），尿潜血（-），血脂正常，24h尿蛋白0.15g。效不更方，继续坚持服用此方3月余，病情痊愈，后随访2年再未复发。

例6：周某，女，43岁。初诊2018年12月10日。

主诉:患有肾病综合征 3 年。现病史:尿检尿蛋白(++++),甘肃省某医院以大剂量激素、环磷酰胺治疗近 1 个月,尿蛋白纹丝不动,患者出院求诊于裴正学教授中医治疗。目前患者服用强的松 60mg/d,环磷酰胺 150mg/d,鉴于此,原西药继续使用。由于使用激素治疗患者出现满月脸、肥胖、多毛出汗症状,食欲大增,手足心发热,失眠梦多,口干,舌质暗红,舌苔薄黄,边有齿痕,脉弦细涩。

【西医诊断】肾病综合征。

【中医辨证】使用激素后肾阴亏虚,阴虚内热,相火妄动,瘀血阻络。

【治则】滋阴补肾,兼活血化瘀。

【方药】桂附地黄汤、复方益肾汤加味。

桂枝 10g,附子 3g(先煎),生地黄 10g,山茱萸 6g,山药 10g,茯苓 10g,丹皮 6g,泽泻 10g,桃仁 10g,红花 6g,当归 10g,白芍 10g,川芎 10g,金银花 15g,连翘 15g,蒲公英 15g,败酱草 15g,板蓝根 10g。水煎服,一日 1 剂,14 剂。附子 3g 少量使用,意在少火生气,恢复肾脏动力。《素问》云:"善补阴者,必于阳中求阴,阴得阳助而泉源不竭。"

二诊:服药后,月经来潮,腹痛较剧,经量多,食欲差,疲乏无力,舌质暗红,舌苔薄白,脉弦细。尿蛋白(++++),血压 120/80mmHg,证属脾肾亏虚,瘀血阻络。上方加桂枝茯苓丸、芡实合剂以达到健脾补肾、活血化瘀、清热解毒之作用。

组方:桂枝 10g,附子 3g(先煎),生地黄 10g,山茱萸 6g,山药 10g,茯苓 10g,丹皮 6g,泽泻 10g,桃仁 10g,红

花 6g，当归 10g，白芍 10g，川芎 10g，苏梗 20g，益母草
15g，金银花 15g，连翘 15g，蒲公英 15g，败酱草 15g，板蓝
根 10g，枇杷叶 10g，黄精 20g，黄芪 15g，菟丝子 15g，女贞
子 15g，旱莲草 15g，芡实 30g，金樱子 30g，百合 10g，党参
15g，白术 10g，炙甘草 6g，蝉蜕 6g。水煎服，二日 1 剂，14 剂。

三诊：服用 1 个月后，未见明显疗效，尿蛋白仍然（++++），
裴正学教授责其继续服用此方，并减少强的松、环磷酰胺剂量，
每周停 1 片，停至 5 片时，尿蛋白骤然变为（+）；责其继续
服用上方 2 月，尿蛋白全消，激素亦随之而停。

此例说明，芡实合剂、桂枝茯苓丸、复方益肾汤三方合
方治疗肾病综合征疗效确切。裴正学教授认为，当激素饱和时，
用中药见效时间明显延后，常在服用 1 月之后，故应责患者
务必耐心治疗，切不可急于求成。激素、环磷酰胺之后遗症
可能在部分人急于停药后逐渐发生，这是裴正学教授长期从
事临床研究而得来的宝贵经验。

例 7：张某，男，49 岁。初诊 2016 年 10 月 15 日。

主诉：水肿伴恶心乏力 1 月。既往有慢性肾炎病史 10 年。
间歇性服用中西药治疗，病情控制不甚理想，服用黄葵胶囊、
潘生丁、金水宝胶囊、白苓胶囊、强的松片等治疗。

医生建议住院透析治疗，但因其家庭困难，无力支付住
院费用。近 1 个月小便少，腹胀乏力，头晕，神倦欲睡，恶
心呕吐，口有尿味，病情加重，尿蛋白长期不降，尿蛋白
（++ ~ +++）。舌质淡胖，苔白腻，脉沉细无力。检查：化验
尿蛋白一直在（++-+++），尿潜血（+）。24h 尿蛋白定量 3.5g。

肾功能检查：尿素氮最高达到 24mmol/L，血肌酐 400μmol/L，尿酸 420mmol/L，甘油三酯 3.2mmol/L，总胆固醇 6.5mmol/L，血压 130/90mmHg。

【西医诊断】肾病综合征，肾功能衰竭。

【中医辨证】久病入络，肾阳虚衰，湿热瘀毒，中气衰败，浊阴不降。

【治则】补肾温阳，化气行水，活血化瘀，兼清热解毒。

【方药】桂附八味丸、复方益肾汤加减。

桂枝 10g，附子 6g（先煎），生地黄 10g，山茱萸 6g，山药 10g，茯苓 10g，丹皮 6g，泽泻 10g，车前子 10g，桃仁 10g，红花 6g，当归 10g，白芍 10g，川芎 10g，苏梗 20g，蝉蜕 6g，益母草 15g，金银花 15g，连翘 15g，蒲公英 15g，败酱草 15g，板蓝根 10g，大黄 6g（后下），生牡蛎 20g（先煎），三七 3g（分冲），水蛭 6g（分冲）。水煎服，20 剂，二日 1 剂。

二诊：服药后小便增多，腹胀、恶心呕吐、头晕均减轻，乏力纳差，舌质红，舌体胖大，苔腻，脉沉缓。证属中焦湿邪阻滞，脾虚不运，上方加丹参 20g，木香 10g，草蔻 10g 振奋中气，化气行水。14 剂。

三诊：患者服药 2 月，腹胀浮肿尽消，精神食纳好转。

尿蛋白（++），尿潜血（-），尿素氮 16mmol/L，血肌酐 200μmol/L，尿酸 220mmol/L，甘油三酯 2.2mmol/L，总胆固醇 4.5mmol/L，血压 130/80mmHg。生化指标各项均有下降，效果明显，舌质红，舌苔白腻，脉弦滑。肾阳逐步得到恢复，脾阳日渐得到助养，先后天相互滋生，以健脾祛湿、固精培本治疗，服用芡实合剂，复方益肾汤、丹参饮加减。

组方：枇杷叶 10g，山药 10g，黄精 20g，黄芪 15g，菟丝子 15g，女贞子 15g，旱莲草 15g，芡实 30g，金樱子 30g，百合 10g，党参 15g，白术 10g，茯苓 10g，炙甘草 6g，苏梗 20g，蝉蜕 6g，益母草 20g，桃仁 10g，红花 6g，当归 10g，白芍 10g，川芎 10g，金银花 15g，大黄 6g（后下），生牡蛎 20g（先煎），三七 3g（分冲），水蛭 6g（分冲），丹参 20g，木香 10g（后下），草豆蔻 10g。水煎服，二日 1 剂。30 剂。

四诊：患者病情好转，中药治疗 4 月余，尿蛋白（−），尿潜血（−），尿素氮 8.2mmol/L，血肌酐 90μmol/L，尿酸 60mmol/L，甘油三酯 1.5mmol/L，总胆固醇 3.5mmol/L，血压 130/80mmHg。舌质红，苔薄白，脉弦滑。病情好转，配制丸药以巩固疗效。

组方：桂枝 50g，附子 30g（先煎），生地黄 50g，山茱萸 50g，山药 50g，茯苓 50g，丹皮 30g，泽泻 50g，车前子 50g，桃仁 50g，红花 30g，当归 50g，白芍 50g，川芎 50g，苏梗 50g，蝉蜕 30g，益母草 75g，丹参 100g，金银花 75g，连翘 75g，蒲公英 75g，败酱草 75g，板蓝根 50g，大黄 50g（后下），生牡蛎 100g（先煎），三七 30g（分冲），水蛭 100g（分冲），枇杷叶 50g，黄芪 100g，菟丝子 15g，女贞子 75g，旱莲草 75g，芡实 100g，金樱子 100g，百合 50g，党参 75g，白术 50g，炙甘草 30g。共为细末，水丸，每服 6g，每日 2 次。

例 8：秦某，男，45 岁。初诊 2019 年 6 月 16 日。

主诉：慢性肾炎病史 10a。曾经使用激素和免疫抑制剂治疗，病情好转，但后来复发，间断性服用中成药治疗，效果不佳。刻下症：水肿尿少，颜面苍白浮肿，食欲不振，恶心呕吐，疲乏无力，头晕，腰膝酸软，怕冷畏寒，小便少，24h尿量约 800mL，舌质红暗，舌边有瘀斑，苔白腻，脉弦细涩。

检查：化验尿蛋白持续（++）不下降，尿潜血（-），尿素氮 20mmol/L，血清肌酐 345μmol/L，尿酸 540mmol/L，甘油三酯 4.5mmol/L，总胆固醇 5.4mmol/L，血压 120/80mmHg。

【西医诊断】肾病综合征，肾功能衰竭。

【中医辨证】脾肾亏虚，瘀阻脉络。

【治则】健脾补肾，活血化瘀。

【方药】桂附地黄汤，香砂六君子汤加减。

桂枝 10g，炮附子 6g（先煎），生地黄 10g，山药 10g，山茱萸 10g，茯苓 10g，丹皮 10g，泽泻 10g，木香 10g（后下），砂仁 3g（后下），党参 15g，白术 15g，甘草 6g，益母草 30g，丹参 20g，赤芍 10g，草豆蔻 10g，大黄 6g（后下），生牡蛎 20g（先煎）。水煎服，每日 1 剂，7 剂。

二诊：服药后恶心呕吐好转，头晕减轻，食纳增加，小便增多，每日可达 1200mL，舌质暗红，舌苔黄，舌边有瘀斑，脉弦细。胃气渐复，肾气恢复，能够化气行水，小便增多。以补肾健脾，升清降浊治疗为主，服用桂附地黄汤加肾衰合剂加减（裴正学教授经验方）。

组方：桂枝 10g，炮附子 6g（先煎），生地黄 10g，山药 10g，山茱萸 10g，茯苓 10g，丹皮 10g，泽泻 10g，大黄 10g（后下），黄芪 30g，丹参 30g，车前子 15g，益母草 30g，金银花 15g，白花蛇舌草 15g，枸杞 15g，桑葚 15g，三七 3g（分冲），水蛭 10g（分冲），生牡蛎 30g（先煎），赤芍 10g，草豆蔻 10g。水煎服，每日 1 剂，30 剂。患者以此方不断加减调理服用 1 年余，病情好转，尿素氮、肌酐均恢复至正常，肾功能恢复。

五、古今各家学说列举

根据肾病综合征的临床特点，当属中医学"水肿"范畴。《素问·评热病论》称之为"水病"，并认为与风湿外邪侵袭有关。《素问·水热穴论》认为水肿的成因为："勇而劳甚，则肾汗出，肾汗出逢于风，内不得入于脏腑，外不得越于皮肤，客于玄府，行于皮里，传为胕肿，本之于肾，名曰'风水'。"并论述了水肿的病理："肾者，胃之关也，关门不利，故聚水而从其类也""其本在肾，其末在肺"。《素问·至真要大论》："太阴司天，湿淫所胜，胕肿。"《灵枢·五癃津液别篇》："邪气内逆则气为之闭塞而不行，不行则为水胀。"《灵枢·水胀篇》对水肿的临床表现做了具体描述："水始起也，目窠上微肿，如新卧起状，其颈脉动，时咳，阴股间寒，足胫肿，腹乃大，其水已成矣。以手按其腹，随手而起，如裹水之状，此其候也。"《素问·汤液醪醴论》提出了水肿"去宛陈莝，……开鬼门，洁净府"的基本治则。在《金匮要略·水气病脉证并治》中，张仲景比较详细地论述了"风水""皮水""正水""石水""里水""黄汗""心水""肝水""肺水""脾水""肾水"等 11 类水肿的表现，认为风湿是发生水肿的两个主要病因，论述了发汗、利小便是治疗水肿的大法："诸有水者，腰以下肿，当利其小便；腰以上肿，当发其汗乃愈。"张仲景所创治疗水肿的方剂如越婢汤、越婢加术汤、防己黄芪汤、防己茯苓汤一直沿用至今。《诸病源候论·水肿病诸候》中认为水肿原因为"营卫痞涩，三焦不通，腑脏虚弱所生，虽名证不同，并令身体虚肿，喘息上气，小便黄涩也"，并根据脏腑将水肿分为"十水候"，即："十水者，青水、赤水、黄水、白水、黑水、悬水、风水、石水、暴水、气水也"。孙思邈在《千金翼方》中首次提出水肿应"始终一切断盐""鱼勿用盐"等忌盐的正确主张，实为难能可贵。《三因极一病证方论》："原因所因，则冒风寒暑湿属外；喜怒忧思属内；饮食劳倦，背于常经，属不内外，皆致此疾。"并认为水肿的发生应责之于肾肺两脏："肾虚则水亏，致阳水凝滞；肺满则土溢，使阳金沉潜。"朱丹溪在《丹溪心法·水肿》中提出了阳水、阴水的分类原则："若遍身肿，烦渴，小便赤涩，大便闭，此属阳水……若遍身肿，不烦渴，大便溏，小便少，不涩赤，此属阴水。"并对水肿的发病机理做了如下论述："夫人之所以得性命者，水与谷而已，水则肾主之，谷则脾主之。胃与脾合气，胃为水谷之海，又因虚不能传化，故肾水泛滥，反得以浸渍脾土，于是三焦停滞，经络壅塞，水渗于皮肤，泛于肌肉而发肿矣。"李梴《医学入门》对水肿的病因归纳总结比较全面，认为水肿由冒雨涉水，或兼风寒暑气，或饥饱劳役，或久病或产后，或饮毒水或疮毒等原因所致。《景岳全书·肿胀篇》说，凡水肿等证，乃肺脾肾三脏相干之病，盖水为至阴，故其本在肾；水化于气，故其标在肺；水惟畏土，故其制在脾。今肺虚则气不化精而化水，脾虚则土不制水而反克,肾虚则水无所主而妄行。水不归经,则逆而上泛。故传入于脾,而肌肉浮肿;传入于肺,则气息喘急。虽分而言之,而三脏各有所主,然合而言之,则总由阴胜之害,而病本皆归于肾。对水肿的治疗则强调温脾补肾,水肿证以精血皆化为水,多属虚败,治宜温脾补肾,此正法也。李用粹《证治汇补·水肿》归纳总结了前贤关于水肿的治法,认为治水肿应以调中健脾为主,并指出治湿利小便虽为常法,但太过则往往伤正。

李氏等将本病分5证辨证论治:①气虚风水证:治以益气固表,宣肺利水,方用防己黄芪汤合越婢汤加减;②阳虚水泛证:治以温补脾肾,通利水湿,方用真武汤合五皮饮加减;③阴虚湿热证:治以滋补肝肾,清热利湿,方用济生肾气汤加减;④气滞水阻证:治以行气利水,方用五皮饮合香砂六君子汤加减;⑤瘀水互结证:治以活血利水,方用桂枝茯苓丸加减。

唐氏分4型进行论治:脾肾阳虚,湿浊内阻型,方用真武汤合参苓白术散加减;肝肾阴虚,肝阳上亢型,方用六味地黄汤合天麻钩藤汤加减;心肾阳虚,气血不足型,方用八珍汤合五苓散加减;五脏俱虚,瘀血阻滞型,方用四物汤合附桂八味汤加减。

Fujiteuka N认为柴苓汤可以减少环孢菌素A治疗肾病综合征的剂量,可增强环孢菌素A对给予氨基核苷嘌呤霉素大鼠肾脏的保护作用。

聂氏研究目前中西医结合治疗难治性肾病综合征在减轻

激素副作用，顺利撤减激素，改善患者的整体状况，以及疗效稳定性等方面较单纯中医或西医治疗有明显的优势，能协同提高疗效。然而从文献研究中不难看出，中西医结合治疗难治性肾病综合征目前绝大多数处于疗效观察及经验积累的阶段，其疗效机制、中医诊治规律及临床运用规范等方面尚需进一步探讨与研究。

王氏等应用循证医学的方法对1992—2002年国内中西医结合治疗原发性肾病综合征临床随机对照试验的文献进行了系统评价。128篇有随机对照的文献中3篇报告了双盲。3篇394例病人满足中西医结合治疗肾病综合征的纳入标准。结果显示，黄芪注射液与强的松配合治疗原发性肾病综合征确有疗效，中西医结合治疗原发性肾病综合征确实优于单纯西医治疗。

简氏等对常规激素/免疫抑制剂治疗基础上使用川芎嗪治疗原发性肾病综合征的随机对照试验进行了Meta分析。检索到符合纳入标准的随机对照试验13篇，共675例病人。4个研究的Meta分析结果显示：川芎嗪可改善原发性肾病综合征患者24 h尿蛋白定量、血肌酐、血浆白蛋白水平、总胆固醇水平、血液流变学，特别是对高凝状态和一过性肾功能不全的患者。但这些试验均未提供川芎嗪治疗原发性肾病综合征的病理学改变，如系膜细胞、系膜基质、肾小球毛细血管上皮细胞和内皮细胞等。

陈氏等对雷公藤治疗原发性肾病综合征不同方案进行评价。检索了各医学数据库起始年限至2004年的中英文文献。

经筛选纳入中文 13 篇、英文 1 篇，文献质量分级均为Ⅲ级。结论：常规剂量雷公藤合用泼尼松治疗肾病综合征疗效满意并可以明显减少复发，雷公藤疗程 3 ~ 6 个月或 6 ~ 12 个月、泼尼松初始剂量 1mg/（kg·d）或 2mg/（kg·d）有效率及复发率相近，但雷公藤长疗程不良反应发生率明显增加。单用双倍剂量雷公藤疗效好，但不良反应发生率亦高。

李氏：检索补阳还五汤治疗原发性肾病综合征的随机对照试验文献，筛选合格的研究，应用 Jadad 评分法进行质量评价，运用异质性检验、Meta 分析、敏感性分析等方法统计相关数据。最终纳入 4 项研究，Jadad 评分均低于 3 分，属低质量文献。Meta 分析结果显示，补阳还五汤对于治疗原发性肾病综合征有效，且安全性较高。纳入研究文献质量低等因素在不同程度上影响了上述结论的可靠性，要进一步验证补阳还五汤治疗该病的疗效及安全性，尚需进行设计合理、执行严格、多中心大样本且随访时间足够的随机对照试验。

杜红莲：探究温阳补肾汤治疗肾病综合征蛋白尿的疗效。选取肾病综合征患者 60 例，采取随机数字表法分为治疗组和对照组各 30 例，对照组采用西医治疗方法，治疗组采用温阳补肾汤治疗，观察比较两组患者治疗前后 24 h 尿蛋白定量以及临床症状积分下降情况。结果：治疗组治疗后 24 h 尿蛋白定量显著低于对照组（P<0.05），临床症状积分下降水平亦显著高于对照组（P<0.05）。采用温阳补肾汤治疗肾病综合征，可显著降低蛋白尿的蛋白含量，同时降低临床症状积分，使患者生活质量提高。

李志强：观察多靶点疗法配合小柴胡汤加减治疗难治性肾病综合征的临床效果。82例随机分为联合组和参照组各41例。参照组单用多靶点疗法治疗，联合组予以小柴胡汤加减及多靶点疗法治疗，比较两组临床治疗效果。结果：总有效率联合组90.24%、参照组73.17%，两组比较差异有统计学意义（P<0.05）。小柴胡汤加减联合多靶点疗法治疗难治性肾病综合征效果显著。

李瑞杰：研究表明中医药联合激素和细胞毒药物治疗肾病综合征，改善症状效果显著，临床前景较好。

石梅雪：探讨防己黄芪汤加味治疗原发性肾病综合征的临床效果。选取82例原发性肾病综合征患者作为研究对象，对患者编号，共1～82号，其中奇数号作为对照组，采用常规西药治疗；偶数号作为观察组，在西药治疗基础上增加防己黄芪汤加味，每组41例。比较两组临床治疗效果，治疗前后相关生化指标、血清肌酐（SCr）、内生肌酐清除率（CCr）、血尿素氮（BUN）、凝血酶原时间（PT）及血小板计数。结果观察组的治疗总有效率为92.68%（38/41），高于对照组的78.05%（32/41），差异有统计学意义（P<0.05）；观察组治疗后的尿蛋白定量、总胆固醇、SCr、BUN水平低于对照组，血浆白蛋白、CCr水平高于对照组，PT长于对照组，差异均有统计学意义（P<0.05）。结论：对原发性肾病综合征患者实施防己黄芪汤加味治疗，能提高患者的治疗效果，改善肾功能生化指标水平。

六、结语

裴正学教授治疗肾病综合征以高原导水、健脾补肾，温阳化水，清热利水，活血化瘀为常用治法。本病虚证居多，以脾肾亏虚、肺肾气虚为主，常用桂附地黄汤、济生肾气汤、芡实合剂、香砂六君子汤等；实证以肝胆湿热、气滞血瘀、湿热瘀毒为主，常用复方益肾汤、丹参丸、五苓散、五皮饮加减。裴正学教授在上述方剂当中常常加入三七、水蛭、丹参、红花、泽兰叶以改善瘀血状态；加入苏梗、蝉蜕、益母草、僵蚕、白茅根以改善尿蛋白。

第四章 泌尿系感染

泌尿系感染可分为上尿路感染（肾盂肾炎）和下尿路感染（膀胱炎），主要致病菌是肠道革兰阴性杆菌，其中以大肠杆菌最为常见，占60%～80%，其次为副大肠杆菌、变形杆菌、克雷白杆菌、产气杆菌、产碱杆菌、绿脓杆菌及厌氧杆菌。常见感染因素有尿路不畅和尿路梗阻，泌尿系统外形或功能障碍；机体免疫功能减弱，尿路插管及器械检查等，此外性生活、妊娠、糖尿病、酸中毒以及各种病之晚期，均为细菌侵入和生长繁殖提供了条件。

一、生理病理

急性肾盂肾炎除膀胱炎主要表现外，患者腰痛较剧，肾区叩击痛，肋脊角有压痛，上输尿管压痛。患者全身感染症状较明显，常见症状有高热寒战，体温38℃～39℃，全身疼痛，腰痛，肾区叩击痛阳性，伴有尿频、尿急、尿痛等膀胱刺激症状；慢性肾盂肾炎常见症状有腰酸困痛，乏力低热，伴有尿频、尿急、尿痛等膀胱刺激症状。女性，凡有不明原因的发热腰痛、乏力、轻度泌尿道感染症状，均可考虑慢性肾盂肾炎的可能性。

急性膀胱炎占尿路感染的60%，感染途径为上行感染、血性感染、直接感染，淋巴道感染。膀胱炎的病理改变为黏膜充血、潮红、上皮细胞肿胀。急性肾盂肾炎可见肾盂肾盏黏膜充血水肿，表面有脓性分泌物，黏膜下可有细小脓肿，小管上皮细胞肿胀、坏死、脱落。尿常规检查，尿中可见白细胞、红细胞增多，甚至肉眼血尿。偶见少量蛋白尿。尿细菌培养：尿菌落计数大于 10^5/mL 为阳性，小于 10^4/mL 为污染。

二、诊断

（一）临床表现

1. 膀胱炎

尿频、尿急、尿痛及白细胞尿，偶可有血尿，部分患者小便可呈混浊，有腐败气味，膀胱区不适或拘痛，但多无明显的全身感染症状。少数患者可有轻度腰痛、发热（一般不超过 38.5℃），但很少有血白细胞数升高。

2. 急性肾盂肾炎

除膀胱炎主要表现外，患者腰痛较剧，肾区叩击痛，肋脊角有压痛，上输尿管压痛。患者全身感染症状较明显。如寒战高热（38℃～40℃）、恶心、呕吐、头痛、全身酸楚等。但必须指出，不少肾盂肾炎的临床表现酷似膀胱炎，需做定位检查才能诊断。

（二）相关检查

1. 尿细菌学检查

①尿细菌定量培养是确定有无尿路感染的主要指标。若

发现有意义的细菌尿，虽无症状亦可诊断为尿路感染，其准确率为80%，如连续二次培养所得菌种相同，则准确率可达96%。相反，若仅有膀胱激惹症状而多次尿培养均为阴性，则可能只是尿道综合征。故细菌定量培养检查，在确定尿路感染的诊断上是十分重要的。尿标本的收集方法对尿细菌培养结果有重要影响，其方法有中段尿、导尿、膀胱穿刺三种：中段尿和导尿均不能避免前尿道内细菌的污染，故单纯作尿培养，结果很不可靠。膀胱穿刺尿培养，准确性高，单次培养阳性即有诊断意义，但毕竟是一种创伤性检查法，不能作为常规检查，只能用于疑难病例的诊断。目前临床上普遍采用尿细菌定量培养计数，则用清洁中段尿便很可靠，但必须严格按操作规程收集尿标本，特别要避免白带污染，其结果才可靠。②尿涂片镜检：用不沉淀或尿沉淀涂片革兰染色或不染色直接找细菌，如每个高倍视野有一个细菌以上，均表示其含菌量 $> 10^5/mL$，其可靠率为90%以上。

2. 尿常规检查

蛋白尿较轻微甚至可为阴性，尿沉渣中红细胞稍增多（2～10个/高倍视野），少数患者可有肉眼血尿。尿沉渣内白细胞明显增加（>5个/高倍视野），作尿白细胞排泄率检查，尿路感染患者常>30万/h。

3. 其他检查

急性肾盂肾炎时，血白细胞可升高，并有中性粒细胞核左移现象。尿酶活力（如尿中溶菌酶、乳酸脱氢酶等）检查及血清凝集反应，对尿路感染的定位价值不大。目前对尿路感染的定位诊断，主要依靠膀胱冲洗后尿培养法和免疫荧光技术检查，两者的准确率均为80%左右。肾浓缩试验，静脉肾盂造影对尿路感染定位虽有帮助，但阳性率不高。尿β 2-MG 测定对于定位诊断有一定帮助。

（三）诊断标准

（1）正规清洁中段尿（要求尿停留在膀胱中 4 ~ 6h 以上）细菌定量培养菌落数 $\geqslant 10^5/mL$（$10^5 ~ 10^4/mL$ 为可疑，$< 10^4/mL$ 为污染）。

（2）参考清洁离心中段尿沉渣白细胞数超过 10 个 / 高倍视野，或者有尿路感染症状者。

具备上述两项可以确诊。如无第二项，则应复查尿细菌计数，如仍为 $\geqslant 10^5/mL$，且两次的细菌相同者，可以确诊。

（3）膀胱穿刺培养,如细菌阳性(不论菌数多少)亦可确诊。

（4）作尿菌培养有困难者，可用治疗前清晨清洁中段尿离心尿沉渣，革兰染色找细菌，如细菌超过 1 个 / 油镜视野，结合临床症状，亦可确诊。

（5）尿细菌数在 $10^4 ~ 10^5/mL$ 时，应复查，如仍为 $10^4 ~ 10^5/mL$，需结合临床表现来诊断或做膀胱穿刺尿培养来确诊。

（四）鉴别诊断

1. 上、下尿路感染

具备尿路感染诊断标准，兼有下列情况者为肾盂肾炎：①尿抗体包裹细菌试验（ACB）阳性；②膀胱灭菌后的尿标本细菌培养结果阳性；③参考临床症状，有发热（38℃以上）

或腰痛、肾区叩压痛或尿中有白细胞管型；④经治疗症状消失后又复发或单剂量抗菌治疗无效。

2. 复发与再感染

①具备以下条件者为感染复发：经治疗症状消失，尿菌阴转后在 6 周内症状再现；尿细菌数 $\geq 10^5/mL$，而菌种与上次相同（菌种相同而且为同一血清型，或者药敏谱相同）者。②具备以下条件者为再次感染：经治疗后症状消失，尿菌阴转后，症状再现（多在停药 6 周后）；尿菌落数 $\geq 10^5/mL$，但菌种（株）与上次不同。

3. 慢性肾盂肾炎急性发作

见相关章节。

4. 全身感染性疾病

当急性肾盂肾炎的发热等全身症状显著而尿路局部症状不明显时，易与全身感染性疾病（如流感、疟疾、败血症、伤寒等）相混淆，但如能详询病史，做尿细菌学检查和尿沉渣镜检，不难鉴别。

5. 腹部器官炎症

有些急性肾盂肾炎患者的疼痛部位可放射于左、右下腹部，伴有发热、白细胞增加，酷似腹部器官炎症（如阑尾炎、附件炎等），须详问病史，注意尿路局部症状，并做尿细菌培养和尿沉渣显微镜检查，以资鉴别。

6. 尿道综合征（或称无菌性尿频、排尿困难综合征）

患者有尿频、尿急、尿痛、排尿困难，而尿细菌学检查阴性者称尿道综合征，常见于女性。可能与尼龙内裤，避孕器具或外用药物的过敏、剧烈的性生活、尿道腺体慢性炎症、妇科慢性炎症和慢性结肠炎或尿道外括约肌痉挛等有关，部分患者与精神因素有关。在确定诊断之前，须仔细检查尿路有无厌氧菌、结核菌、真菌及滴虫感染以及尿道憩室、异物、尿道口息肉等，以免误诊。

三、治疗

1. 一般护理

对尿路感染症状明显或伴有发热等全身症状时，应卧床休息，多饮水，使尿量每日保持在 1500mL 以上，以利细菌和炎症渗出物迅速排出。并可服用碳酸氢钠每次 1g，每日 3 次，以碱化尿液，可减轻膀胱激惹征，并能增强氨基糖甙类抗生素、青霉素、红霉素及磺胺的疗效，但会降低呋喃妥因的疗效，应予注意。

2. 抗菌药物治疗

（1）膀胱炎：仅有膀胱激惹征，无发热或腰痛，拟诊为膀胱炎者，可采取：①单剂量抗菌药治疗法：通常用复方新诺明（SMZ-TMP）2.5g 和碳酸氢钠 1g，一次顿服（简称 STS 单剂），如对 STS 过敏者，可选用氟嗪酸 0.4g、氟哌酸 0.6g、羧氨苄青霉素 3g 或呋喃妥因 0.2 的任何一种药物顿服，或用卡那霉素 1g 或庆大霉素 160mg（16 万 u）肌肉注射一次。②短程疗法，选择恰当的抗生素，用常规剂量治疗 3d。

（2）有中等度发热和腰痛的尿路感染，拟诊为急性肾盂肾炎者，则应采用 2 周疗程，可根据致病菌种，药敏试验来

选药物。一般首选 STS（ZooSMI 1g ＋ SB 1g）每日 2 次，14d
为一疗程（简称 STS 14d 疗法）。因其具有血和尿内药物浓度
均高，极少产生抗药性，肾毒性低，副反应较少之优点，治
疗后尿菌阴转率可达 90％左右。如患者对 ZooSMI 过敏者，
可选用庆大霉素、先锋霉素、呋喃妥因、氨苄青霉素等治疗。

（3）临床症状重，有寒战、高热等全身感染性中毒症状
和腰痛者，可予庆大霉素（24 万 μ/d）、丁胺卡那霉素（1g/d）、
妥布霉素（0.2 ~ 0.3g/d）、氨苄青霉素（8 ~ 12g/d）、氨呋肟
（2 ~ 4g/d）等，待症状缓解后，继续口服完成 14d 疗程。

（4）尿路感染患者在停用抗菌药时及停药后第 2 周、第 6
周均应复查，做尿细菌定量培养，以后每月复查 1 次，共半年。
如发现再发，应予治疗。

（5）上尿路感染反复发作者，多伴有复杂的易感因素，
易反复发作而迁延成慢性，故除正规治疗外，宜追踪观察，
及时清除易感因素。

四、裴正学教授诊疗经验

（一）裴正学教授治疗泌尿系感染总的思维方法

裴正学教授认为急性泌尿系统感染多属中医学之"淋
证""水肿""尿血"范畴。常见病因有外感湿热、饮食不节、
情志失调、禀赋不足或久病劳伤。本病由于机体免疫功能下
降，易受外邪感染而发病。房事不节，外阴不洁，或居处潮湿，
外感湿邪，污秽之邪从下侵入机体，壅滞膀胱，或由心经火
热下移小肠，邪热挟湿，湿热之邪循经下注肾与膀胱，均可

致膀胱气化失司，升降失调，出入无度，以致小便淋涩不利而出现尿频、尿急、尿痛等膀胱刺激征；饮食不节，多食辛热肥甘之品，或嗜酒过多，脾肾运化失常，酿生湿热，下注膀胱，热伤血络，出现血尿等证；情志不遂，气机郁结，少阳枢机不利，肝胆湿热瘀滞，气火郁于膀胱，可见头痛身困，恶心呕吐，口干口苦，少腹胀疼，腰痛腰酸等全身症状；如湿热久蕴形成砂石，结石伤络，则可见尿血，小便刺痛；素体禀赋不足，久病肾虚，正气耗散，肾与膀胱相表里，膀胱易受外邪侵袭感染而发病。

综上所述，泌尿系统感染的病理变化为湿热蕴结下焦，膀胱气化不利。其病位在肾与膀胱，病理性质有虚实之分，且多虚实夹杂，以肾虚为本，膀胱湿热为标。膀胱湿热、肝胆湿热、湿郁化热均为实证；肾气亏虚、脾虚湿盛、脾肾亏虚皆为虚证。实证以膀胱湿热为主者，治以清热利湿；热伤血络者以清热凉血止血；以砂石郁结膀胱、输尿管、肾脏为主者，治以通淋排石；肝胆湿热，气滞血瘀者，以疏肝利胆，活血化瘀；虚正以脾肾亏虚者，治以健脾补肾，兼清利湿热或化瘀止血，标本兼治。

（二）裴正学教授治疗泌尿系感染辨证及用药

根据裴正学教授治疗此病的常用方药，以方测证，分型如下：

1. 膀胱湿热

证见：小便频数，淋漓涩痛，点滴而下，尿频、尿急，灼热刺痛，尿色黄赤，或身热不扬，大便秘结，舌红苔黄腻，脉弦数。由于湿热客于下焦，膀胱湿热灼伤血络，迫血妄行，故小便淋漓涩痛，尿频、尿急、尿痛。

治则：清热解毒、利尿通淋。

方药：八正散加减。

萹蓄 10g，瞿麦 10g，木通 6g，土茯苓 20g，石韦 20g，滑石 10g（包煎），枸栀子 10g，甘草梢 10g，车前草 20g，大黄 6g（后下），白茅根 30g。加减：血尿者加小蓟 10g，仙鹤草 10g、侧柏叶 10g、女贞子 15、旱莲草 15g、三七 3g（分冲）等；心热移于小肠，小便赤涩不畅，淋漓不尽，加导赤散，药用生地黄 12g、木通 6g、甘草梢 6g、淡竹叶 10g，清淋泻火；湿邪下注，尿如脂膏，清浊不分，加用萆薢渗湿汤，药用萆薢 10g、赤芍 10g、泽泻 10g、薏苡仁 30g、黄柏 6g、丹皮 6g、滑石 10g（包煎）、木通 6g。

2. 肝胆湿热

证见：尿频、尿急、尿痛，血尿，腰痛，口干、口苦，小腹拘急，小便黄赤，舌质红，苔黄腻，脉弦数。

治则：清肝泻火、利尿通淋。

方药：龙胆泻肝汤，小蓟饮子加减。

龙胆草 10g，柴胡 10g，枸栀子 10g，黄芩 10g，土茯苓 20g，泽泻 10g，车前子 10g，木通 6g，当归 10g，生地黄 10g，白茅根 30g，大蓟 10g，小蓟 10g，藕节 10g，蒲黄 10g（包煎），淡竹叶 10g，滑石 10g（包煎），甘草梢 6g。加减：小便带有脓细胞加金银花 15g、连翘 15g、蒲公英 15g、败酱草 15g、生薏苡仁 30g；小便混浊者加萆薢 10g、石菖蒲 10g、土茯苓 15g、生薏苡仁 30g、益智仁 10g；少腹拘急疼痛者加乌药 10g、延胡索 10g、川楝子 20g；寒热往来，口苦恶心者加党参 15g、半夏 6g。

膀胱湿热、肝胆湿热均属于下焦湿热证，以尿频、尿急、尿痛等膀胱刺激症状较为突出，伴有腰痛，小腹拘急，肉眼可见血尿，大便干结，苔黄腻，脉滑数。主要以清热泻火、利尿通淋为主要治则，常用八正散、龙胆泻肝汤、小蓟饮子、程氏萆薢分清饮加味。

3. 脾肾亏虚

证见：反复发作尿频、尿急，小便淋漓不断，排尿不畅，劳累时加重，腰膝酸软，身困乏力，怕冷自汗，遗精早泄，舌质淡红，苔薄白，脉沉缓。本型患者泌尿系感染合并慢性前列腺炎或增生。

治则：健脾益肾，收敛固涩。

方药：桂附地黄汤，小子参芪丹加减。

桂枝 10g，炮附子 6g（先煎），生地黄 10g，山药 10g，山茱萸 10g，茯苓 10g，丹皮 10g，泽泻 10g，小茴香 10g，菟丝子 10g，黄芪 15g，党参 15g，女贞子 15g，旱莲草 15g，车前子 10g，王不留行 10g。加减：合并前列腺增生者加大黄 10g（后下）、琥珀 3g（分冲）、王不留行 10g、郁金 10g、丹参 20g、皂角刺 15g、土鳖虫 6g；中气不足，内脏下垂者加补中益气汤，药用柴胡 10g、当归 10g、升麻 10g、黄芪 15g、党参 15g 等，益气健脾、升阳举陷。

4. 结石伤络

证见：小便刺痛，尿中夹杂沙石，排尿时突然中断，少腹拘急，腰腹绞痛难忍，尿中带血，舌红苔薄黄，脉弦数。

治则：清热利湿，通淋排石。

方药：五车赤金合剂加味（裴正学教授经验方）。

三棱 10g，莪术 10g，海藻 10g，昆布 10g，延胡索 10g，川楝子 20g，鳖甲 15g（先煎），皂刺 15g，枳实 10g，厚朴 10g，车前子 10g，赤芍 10g，金钱草 15g，薏苡仁 30g，桃仁 10g，怀牛膝 10g，大黄 6g（后下），海金沙 10g，乌药 10g，鹿角胶 10g（烊化），王不留行 10g。加减：下焦湿热未尽，加海金沙 10g，金钱草 15g，滑石 10g（包煎）；血尿者，加墨旱莲 15g，小蓟 10g，地榆 10g，白茅根 30g。

对尿系感染症状明显或伴有发热等全身症状时，应卧床休息，多饮水，使尿量每日保持在 1500mL 以上，以利细菌和炎症渗出物迅速排出。同时给予抗生素治疗。根据细菌药敏试验来选药物，一般选择抗药性小，肾毒性低，不良反应少的药物，常规剂量治疗 3d，14d 为 1 个疗程。氟哌酸、头孢三代、阿米卡星、庆大霉素等可供选择使用。

（三）裴正学教授治疗泌尿系感染主要用方解析

裴正学教授认为本病以虚为主，兼夹实证。虚证以脾失统摄，肾精不固；实证以膀胱湿热、肝胆湿热多见。实证中膀胱湿热，灼伤血络，迫血妄行，除血尿外，还见有尿频、尿急、尿痛等膀胱刺激症状，急则治其标，裴正学教授常用白茅根、枸杞子、侧柏叶、半枝莲、凤尾草、车前草等清热泻火；女贞子、旱莲草、丹皮、丹参、三七、阿胶等滋阴清热、凉血止血；出血量多，可酌情使用大蓟炭、丹皮炭、陈棕炭、薄荷炭以增强止血之力；肝胆湿热，气郁化火，则小便淋漓涩痛，口苦口干，以清肝泻火、通淋止血为主，常用龙胆草、柴胡、栀子、黄芩等；小便不利者加用萹蓄、瞿麦、车前子、木通、滑石、葶苈子、白茅根等清热利尿药；茯苓、泽泻、猪苓、益母草等甘淡渗湿药；小便混浊不清，尿如膏淋者，加萆薢、石菖蒲、土茯苓、益母草等分清化浊；瘀血内阻，水道不利者加桃仁、大黄、芒硝、甘草、桂枝、泽兰叶、益母草化瘀利水；心火移于小肠，小便不利者加生地黄、木通、甘草梢、淡竹叶清心利水。虚证以脾虚气失统摄，肾虚精微不固，气不化水为主。常见小便出血，淋漓不断，疲乏无力，头晕面色苍白者属脾虚不摄，精微下泄，可用党参、黄芪、白术、当归益气健脾。酌加龙骨、牡蛎、桑螵蛸、乌贼骨、芡实、金樱子收敛固涩；肾虚气不化水，小便不利。尿血，加用桂枝、附子、生地黄、山茱萸、山药、川牛膝、车前子等温阳化气行水；肾阴亏虚口干口渴，腰膝酸软，神疲乏力，病史长者加用熟地黄、龟甲、山茱萸滋阴补肾。

　　总之，急性泌尿系统感染的主要病机是湿热邪盛，血热妄行，清热解毒、利湿通淋为治疗该病之大法。湿热伤气伤阴，湿热之愈盛，则气阴之愈虚，清热解毒需加入党参、黄芪、丹参、山药等扶正之品；热邪伤阴则必加生地黄、山茱萸、女贞子、旱莲草等滋阴之品。

（四）裴正学教授治疗泌尿系感染验案举例

例1：王某，男，28岁。初诊2017年8月10日。

主诉：尿频、尿急、尿痛1d，伴小便尿血2次。小便淋漓涩痛，小腹拘急，尿频、尿急，灼热刺痛，尿色黄赤，舌红苔黄腻，脉弦数。查尿常观：尿蛋白（－），尿潜血（++），白细胞（+++）。显微镜下红细胞10个/高倍视野。

【西医诊断】急性膀胱炎。

【中医辨证】湿热浸淫下焦。

【治则】清热解毒、利尿通淋。

【方药】八正散加减。

萹蓄10g，瞿麦10g，木通6g，土茯苓20g，石韦20g，滑石10g（包煎），枸栀子10g，甘草梢10g，车前草20g，大黄6g（后下），白茅根30g，金银花15g，大蓟10g，小蓟10g，仙鹤草10g，侧柏叶10g，女贞子15g，旱莲草15g，三七3g（分冲）。水煎服，每日1剂，7剂。西医给予左氧氟沙星0.2静脉注射，7d，每日1次。

二诊：患者服药后小便刺痛及膀胱刺激症状减轻，尿潜血（+-），大便稀溏，食欲差，舌质红，苔薄白，脉弦滑。上方去大黄加白术、茯苓各10g健脾祛湿，继服7剂而愈。

例2：高某，女，32岁。初诊2018年6月12日。

主诉：小便血尿3次。小便刺痛，尿频尿急，下腹部坠胀，拘急不适，腰膝酸痛，腹胀纳差，小便混浊不清，尿中带有油花，下肢微肿。舌质红，苔白腻，脉弦滑数。查尿常规：尿蛋白（－），尿潜血（+++），白细胞（++），显微镜下红细胞满视野。

【西医诊断】急性膀胱炎。

【中医辨证】膀胱湿热下注，清浊不分，脾肾亏虚，气化不利。

【治则】清热利湿，补肾健脾。

【方药】萆薢分清饮，萆薢渗湿汤加减。

萆薢 10g，赤芍 10g，泽泻 10g，薏苡仁 30g，黄柏 6g，丹皮 6g，滑石 10g（包煎），木通 6g，石菖蒲 15g，土茯苓 15g，乌药 10g，益智仁 10g，苍术 10g，厚朴 10g，陈皮 6g，甘草 6g，白茅根 30g，金银花 15g，大蓟 10g，小蓟 10g，仙鹤草 10g。水煎服，每日 1 剂，7 剂。西医给予消炎对症支持治疗。

二诊：服药后尿血消失，腰痛减轻，乏力纳差，舌质红，苔薄白，脉弦滑。上方去金银花、白茅根加党参 15g，木香 6g（后下）、茯苓 10g，白术 10g 益气健脾，服用 14 剂，病情痊愈，尿常规正常，镜下未见红细胞、白细胞。

例 3：李某，男，42 岁。初诊 2019 年 3 月 18 日。

主诉：腰痛伴血尿 3 次。患者 1d 内尿血 3 次，小腹拘急，尿频、尿急、尿痛，可见肉眼血尿，腰痛腰酸，口干口苦，小便黄赤，舌质红，苔黄腻，脉弦数。检查：查尿常规：尿潜血（+++），尿蛋白（+），显微镜下红细胞 12 个 / 高倍视野，肾功能正常。B 超提示：肾盂积液。

【西医诊断】急性肾盂肾炎。

【中医辨证】肝胆湿热，下注膀胱，热伤血络。

【治则】清肝泻火、利尿通淋。

【方药】龙胆泻肝汤，小蓟饮子，导赤散加减。

龙胆草 10g，柴胡 10g，枸栀子 10g，黄芩 10g，土茯苓 20g，泽泻 10g，车前子 10g，木通 6g，当归 10g，生地黄 10g，白茅根 30g，大蓟、小蓟各 10g，藕节 10g，蒲黄 10g（包），淡竹叶 10g，滑石 10g（包煎），甘草梢 6g。水煎服，每日 1 剂，7 剂。

二诊：服药后腰痛尿血减轻，尿潜血（＋），尿蛋白（＋），显微镜下红细胞 5 个 / 高倍视野。舌质红，苔薄黄，脉弦滑。湿热尚未祛除，血尿、蛋白尿均存在，上方加金银花、连翘、蒲公英、败酱草各 15g 以清热解毒。

三诊：诸症均明显好转，化验尿常规阴性，镜检未见异常，纳差，乏力腹泻，舌红苔白，脉弦滑。证属肝郁脾虚，以小柴胡汤、香砂六君子汤、导赤散加减调理。

组方：柴胡 10g，黄芩 10g，半夏 6g，党参 15g，甘草 6g，生姜 3g，大枣 2 枚，木香 6g，草豆蔻 6g，白术 10g，茯苓 10g，陈皮 6g，木通 6g，当归 10g，生地黄 10g，淡竹叶 10g，白茅根 30g，14 剂后病情痊愈。

例 4：刘某，男，45 岁。初诊 2018 年 5 月 16 日。

主诉：反复发作尿频、尿急 3 月。劳累或进食辛辣油腻饮食后加重，小便淋漓不断，排尿不畅，夜尿增多，每晚可达 3 次。腰膝酸软，身困乏力，怕冷自汗，有时遗精早泄发生，舌质淡红，苔薄白，脉沉缓。查尿常规：尿潜血（－），尿蛋白（＋＋），显微镜下尿沉渣可见细菌，尿细菌培养 $\geq 10^5$/mL。

【西医诊断】泌尿系感染，慢性前列腺炎，前列腺增生。

【中医辨证】脾肾亏虚。

【治则】健脾益肾，收敛固涩。

【方药】桂附地黄汤，小子参芪丹加味。

桂枝 10g，炮附子 6g（先煎），生地黄 10g，山药 10g，山茱萸 10g，茯苓 10g，丹皮 10g，泽泻 10g，小茴香 10g，菟丝子 10g，黄芪 15g，党参 15g，女贞子 15g，旱莲草 15g，车前子 10g，王不留行 10g，大将军 10g，琥珀 3g（分冲），郁金 10g，丹参 20g，皂角刺 15g，土鳖虫 6g。水煎服，一日 1 剂，14 剂。

二诊：服药后尿频、尿急、小便淋漓涩痛均减轻，排尿通畅，夜尿减少，舌质红，苔薄白，脉沉缓，效不更方，继续服用 14 剂。遗精减少，做梦多，小便通畅，腰酸，舌质红，苔薄白，脉弦缓。证属脾肾亏虚，心神失养，上方去小茴香、王不留行、郁金、皂刺加生龙骨 15g、生牡蛎 15g、炒枣仁 15g、柏子仁 15g。连续服用半年诸症治愈。

例 5：董某，男，55 岁。初诊 2018 年 4 月 20 日。

主诉：腰痛伴小便尿血 3 次。小便刺痛，少腹拘急，腰腹绞痛难忍，尿中带血，舌红苔薄黄，脉弦数。检查：化验尿常规：尿潜血（+++），亚硝酸盐（+++），镜下红细胞满视野。肾功能正常。肾脏造影显示：右侧输尿管上段 6cm 处见 0.5cm×0.8cm 结石。

【西医诊断】泌尿系感染，肾结石。

【中医辨证】下焦湿热瘀滞，结石伤络。

【治则】清热利湿，通淋排石。

【方药】五车赤金合剂加味（裴正学教授经验方）。

三棱 10g，莪术 10g，海藻 10g，昆布 10g，延胡索 10g，川楝子 20g，鳖甲 15g（先煎），皂刺 15g，枳实 10g，厚朴 10g，车前子 10g，白芍 10g，金钱草 15g，薏苡仁 30g，桃仁 10g，怀牛膝 10g，大黄 6g（后下），海金沙 10g（另包），豨莶草 15g，乌药 10g，鹿角胶 10g（烊化），王不留行 10g。水煎服，一日 1 剂，14 剂。

二诊：服药后腰痛减轻，小便出血减少，尿道排小便时有虫搜感，舌质红，苔薄黄，脉弦数。上方加通草 6g 加强通淋排石之力，服用 3 月余病情好转，尿检未见异常。

五、古今各家学说列举

历代医家有关尿路感染的论述，集中包括在"淋证"之气淋、热淋、血淋之中，内容十分丰富。如在临床表现方面，《金匮要略·消渴小便不利淋病脉证并治》云，淋之为病，小便如粟状，小腹弦急，痛引脐中。《严氏济生方·淋闭论治》载："……气淋为病，小便涩，常有余沥；……血淋为病，热即发，甚则尿血，候其鼻头色黄者，小便难也。"《景岳全书》记述则更为具体，淋之为病，小便痛涩滴沥，欲去不去，欲止不止者是也。在病因病机方面，《素问》认识到与湿及热有关，如《素问·六元正纪大论》曰"太阴作初气，病中热胀，脾受积湿之气，小便黄赤，甚则淋""少阳作二气，风郁于上，胆热，其病淋"。《金匮要略·五脏风寒积聚病脉证并治》则认为是"热在下焦"。《中藏经》则认识到"五脏不通，六腑不和，三焦痞涩，营卫耗失"皆可导致之。《诸病源候论·诸淋候》指出"诸淋者，由肾虚而膀胱热故也""膀胱津液之府，热则津液内溢，而流睾（胻），水道不通，水不上不下，停积于胞，肾虚则小便数，膀胱热则水下涩，数而且涩，则淋漓不宣，故谓之淋""热淋者，三焦有热，气搏于肾，流入于胞而成也""气淋者，肾虚膀胱热气胀所为也"。刘河间则强调气血郁结的重要性，《素问·玄机原病式·六气为病·热类》云："热甚客于肾部，干于足厥阴之经庭孔，郁结极甚而气血不能宣通。"在治疗方面，《丹溪心法》指出："热剂之法，并用疏行滞气，疏利小便，清解邪热，其于调平心火，又三者之纲领焉。"《东垣试效方·小便淋闭论》提出，以清肺之气，泄其火，资水之上源也。《证治准绳·淋》提出，初起之热邪不一，其因皆得传于膀胱而成淋。若不先治其所起之本，止从未流胞中之热施治，未为善也。《证治汇补·淋病》中说："气淋脐下妨闷，诚为气滞，法当疏利；……血淋腹硬茎痛，诚为死血，法当去瘀。"《张氏医通·淋》谓："血淋须看血色分冷热，色鲜紫为实热，以生牛膝为主，兼用车前子、枸栀子、生地黄、犀角、桃仁、藕节；气淋宜沉香、肉桂、石韦、泽泻，佐以木通、瞿麦、葵子、枸栀子、石韦，实则气滞不通，脐下妨闷，服利药不效者，沉香降气，四磨汤选用；热淋烦渴引饮，宜导赤散加黄芩。《临证指南医案·淋浊》指出，淋病主治，而八正、分清、导赤诸方，因热湿俱属无形，腑气为壅，取淡渗苦寒、湿去热解，腑通病解。

蔡氏用中西医结合治疗反复尿路感染78例对照组按药敏

试验使用敏感的抗生素药物 10d，症状消除停药 7d 后开始复查，并随访 1 年 6 个月。治疗组除抗生素治疗同对照组外，还运用中药进行治疗。每周 2～3 剂，水煎分早、中、晚各服 1 次。

方药组成：生地黄 20g，怀山药 15g，山茱萸 10g，白花蛇舌草 10g，茯苓 20g，丹参 10g，枸杞子 6g，车前草 10g，萹蓄 10g，瞿麦 10g，红花 6g，当归 6g。气阴两虚者加黄芪 30g、冬虫夏草 3g；肝肾阴虚者加枸杞子 20g、鸡血藤 20g、龟板 10g；脾肾气虚者加白术 10g、仙茅 10g、淫羊藿 10g。结果治疗组复发率为 38.4%，对照组复发率为 58.2%。

黄氏认为，尿路感染急性期以清利为主，缓解期以补益为主。根据其气阴两虚为病之本，湿热、瘀血等余邪留滞下焦为病之标的病机特点，治疗上应标本兼顾。辨证为少阳枢机不利、湿热内阻的儿童或 45 岁以下中青年女性患者，常用柴苓汤柴（柴苓汤系小柴胡汤合五苓散组成）桃仁承气汤治疗；辨证为肾气不足、痰瘀蕴阻（或瘀血阻络、水道不利）的 45 岁以上的中老年女性患者或反复发作性尿道炎、无菌性尿道综合征、膀胱炎患者，常用知柏地黄汤治疗；辨证属气阴不足、脾肾阳虚、上热下凉等证的老年妇女患者，用莲子清心饮治疗。

陈氏等用加味二仙汤（仙茅 10g，淫羊藿 10g，巴戟天 9g，黄柏 15g，知母 15g，当归 9g，蒲公英 15g，地丁草 15g）结合抗生素治疗中老年女性慢性尿路感染。方法：将 52 例中老年女性慢性尿路感染患者（肾阳不足、余邪未清型）

随机分为两组，每组各 26 例。对照组予敏感抗生素，足量 14d；缓解期每晚临睡前服用单剂抗生素 1 次。治疗组除选用敏感抗生素外，再予加味二仙汤。两组均 2 周为 1 个疗程，治疗 3 个疗程。观察患者治疗前后近期疗效，并随访 6 个月观察远期疗效与复发情况。发现治疗组各项临床症状改善较对照组明显；两组近期疗效比较无统计学意义（P>0.05）；治疗组复发率明显低于对照组（P<0.05）。

赵敏：予逍遥散加味治疗慢性泌尿系感染 30 例，治愈 23 例，好转 5 例，未愈 2 例，总有效率 93.3%。

徐静茹：对 48 例慢性泌尿系感染患者采用自拟五草巴苓汤治疗，取得了良好效果。

巴元明等：邵朝弟教授自拟排石汤根据临床上患者的具体情况随证灵活加减，用药精专，安全，不仅减轻患者痛苦，同时对于控制感染、消除血尿和积水、解除梗阻、改善肾脏功能均有较好的疗效。

梁恩军等：尿路感染是临床常见的感染性疾病之一。随着细菌耐药性的出现，耐药菌引起的复杂尿路感染（CUTI）在使用抗生素治疗时面临挑战。因此，寻找新的抗耐药菌途径是临床治疗 CUTI 的迫切需要解决的问题。中医药历经数千年的发展，在医疗方面有着巨大贡献，中药对抗耐药菌导致的感染性疾病研究为世界所关注。研究表明，不同的中药或者复方提取物对耐药菌具有不同的抑制作用，对于 CUTI 耐药菌，中药主要作用方式为消除质粒介导的耐药和抑制生物被膜形成，从而抑制或杀灭耐药菌，达到控制感染的目的。

六、结语

泌尿系感染常见有膀胱炎、急性肾盂肾炎、反复发作的老年性尿道炎、无菌性尿道综合征等。裴正学教授治疗此病急性期以清热利湿、利尿通淋为主，缓解期以补肾健脾为主。肾虚为病之根本，膀胱湿热、瘀血内阻等余邪留滞下焦为病之标的病机特点，治疗以标本兼治。膀胱湿热、肝胆湿热者以清淋泻火，方用八正散、萆薢分清饮、导赤散、小蓟饮子、龙胆泻肝汤加味；肾气不足、脾肾亏虚夹有湿热内阻、瘀血阻络者以健脾补肾，方用桂附八味丸、小子参芪丹（裴正学教授经验方）加减；泌尿系统结石者加用五车赤金合剂加味（裴正学教授经验方）。

第五章 过敏性紫癜性肾炎

过敏性紫癜是一种血管变态反应性出血性疾病，其临床主要表现为四肢远端皮肤紫癜，伴关节痛或消化道症状，肾脏表现如浮肿，血尿，蛋白尿。20%～100%过敏性紫癜患者伴有肾损害而导致本病。有部分学者主张本病肾损害以肾炎表现为主者称过敏性紫癜肾炎，以肾病表现为主者称过敏性紫癜肾病。早在 1801 年，Heberden 首先报道 1 例过敏性紫癜患儿伴有血尿。7 年后，william 报道了 17 例紫癜伴水肿及胃肠道症状病例。此后 Schonlein 和 Henoch 分别于 1832 年与 1895 年报道了皮肤紫癜及关节、胃肠、肾脏表现，故本病有 Schonlein Henoch 紫癜之称。同时 Osier 肯定了肾脏受累在本病的重要性，Creifer 与 Meadow 分别于 1966 年与 1973 年在尿检正常的过敏性紫癜患者肾活检中发现有肾小球肾炎改变。

一、生理病理

过敏性紫癜的发生与机体本身的高敏状态有关，但病因尚未明确。约 1/3 患者发病前有上感史，但其血中抗"O"浓度不高，C3 含量不低，肾脏病理改变亦和链球菌感染后肾炎不同。因此认为二者并无直接联系。部分患者发病与药物、含异体蛋白质的食物、预防接种及虫咬等有关。

本病的基本病变是全身性微血管炎，所以具有丰富毛细血管网的肾脏亦易受累。在上述致病因素作用下，往往发现血清 IgA 升高明显，抗原可能是通过生理屏障进入体内诱发 IgA 增多，沉着在毛细血管而产生症状。但目前尚未肯定 IgA 在本病中所起的作用，有可能 IgA 并非抗体，而是作为抗原诱发 IgG 抗体生成而致病的。主要病理改变可概括为三类：① 微小病变性：在光镜下系膜细胞增生不明显，但在电镜和免疫荧光检查下肾小球中有广泛的 IgA、IgG 与 C3 的沉积。② 局灶或节段增生性：系膜和内皮细胞呈灶性增生，并有少数新月体形成，IgA、IgG，C3、纤维蛋白原广泛沉积于肾小球中。③ 弥漫增生性：弥漫性系膜、内皮细胞增生，50％以上肾小球有新月体形成和 IgG，IgA、ISM、C3、纤维蛋白原广泛沉积。

二、诊断

（一）临床表现

本病多见于儿童及青少年，以 3～7 岁男性居多，成人亦不少见。病前往往 1～3 周有上呼吸道感染史，其后发热，四肢及臀部皮下出现斑点状出血性皮疹；踝、膝关节疼痛，腹痛伴恶心、便血、呕血，在紫癜后 2～4 周，有 1/3～2/3 患者可出现蛋白尿、血尿，或肾病综合征，危重者短期内出现少尿，肾功能迅速恶化，呈急进性肾炎表现。大多数病例在血尿、蛋白尿持续一段时间后逐渐好转，病情迁延者，可为慢性肾炎，尿红细胞、蛋白尿可持续 1 ~ 2 年。

（二）相关检查

出、凝血时间正常，血小板计数正常，毛细血管脆性试验阳性，嗜酸性细胞增多，尿检以红细胞为主，也可有微量至 ++ 的蛋白，半数患者在急性期有血清 IgA 升高，血清补体正常，尿 FDP 升高，血清球蛋白检查阳性，血循环中可检出免疫复合物。

（三）诊断标准

①好发于儿童及青年；②既往或新近有过敏性紫癜史，多数发生在过敏性紫癜后 4 周左右或紫癜症状尚未完全消失时；③病情较重者，可伴有高血压及肾功能损害；④具备肾炎或肾病综合征的临床特点。

（四）鉴别诊断

对于皮疹、关节、胃肠症状不明显者，应与急性链球菌感染后肾炎鉴别，二者共同表现有血尿，要仔细观察有无皮损，本病患者通常无高血压、水肿，蛋白尿不严重，抗"O"、血清补体多正常。成年人症状不典型者，尚应与结缔组织病鉴别，若为白细胞低下、球蛋白增高的女性，要排除系统性红斑狼疮，必要时做肾活检。在光镜下不易与膜增殖性肾炎鉴别，本病在免疫光镜下以 IgA 沉积为主，膜增殖性肾炎无 IgA 沉积。

三、治疗

1. 一般护理

消除致病因素，控制和预防感染，避免与可能存在的过敏原接触。本病活动期应卧床休息，饮食宜清淡，少用易促敏食品（蟹、鱼、虾、香椿等）。

2. 皮质激素

对改善肾外症状有效，对肾脏病变无治疗价值。其用量用法参照肾病综合征等的应用。

3. 免疫抑制剂

如环磷酰胺、硫唑嘌呤，多与皮质激素配合应用。

4. 抗凝治疗

常用肝素、潘生丁等，多同皮质激素及免疫抑制剂联合用药，所谓"四联疗法"，多用于重症的肾损害患者。

四、裴正学教授诊疗经验

（一）裴正学教授治疗过敏性紫癜性肾炎总的思维方法

裴正学教授认为过敏性紫癜性肾炎可属中医学"紫癜""肌衄""葡萄疫""水肿"等范畴。《外科正宗》记载："葡萄疫，其患多生小儿，感受四时不正之邪，郁于皮肤不散，结成大小青紫斑点，色若葡萄，发在遍体。"本病主要病因为风热湿毒之邪，热伤血络，或因误用辛温发表剂，或因饮食不当，或因虫咬致犯，或因药物及化学毒素致表虚里实，热毒入里，血溢于络外发为斑疹，损伤脾肾则便血、尿血。其主要病机为外感风邪、湿热蕴结、阴虚火旺、脾肾阳虚等。

《素问》云："风善行而数变""风为百病之长"。裴正学教授认为过敏性紫癜性肾炎是由感染等引起的变态反应性疾病，起病急，皮肤紫癜、水肿等临床表现与中医之"风邪"

致病相似。外感风邪，卫外不周，腠理失司，邪犯肺经，肺失宣发肃降，咳嗽胸闷。肺气不降，肾气难复，肾开合失司，小便不利，水肿；表邪入里，郁久化热，结于下焦，伤及膀胱血络，则尿血而发本病。脾失健运，水湿内停，湿热相合，热伤脉络。或里热炽盛，火毒内壅，迫血妄行，溢于肌肤，则可见出血、紫癜；伤及膀胱脉络，则尿血、尿痛。肾阴亏虚，气不化水，阳虚水泛则水肿；阳损及阴，肝肾阴虚，阴虚火旺，虚火灼伤肾络则尿血；湿热下注移于小肠，则小便短赤，尿频尿急，尿血；湿邪黏腻，流注经络关节则关节疼痛、肿胀。小儿稚阴稚阳，脏腑娇嫩，形气未充，外邪侵袭肌表，则肌肤瘙痒、水肿、斑疹出现；寒邪客于胃肠，则腹痛腹泻；饮食积滞，则腹胀纳差；脾胃损伤，气失统摄，则血溢脉外而出血。故本病以皮肤紫癜伴水肿、胃肠道症状、关节痛及肾脏损害等为特点，病初以热毒伤络为主，继之精微下泄，气血津液虚衰，最后导致气虚血瘀，脾肾亏虚。儿童因禀赋不足，易外感外邪，湿热火毒蕴结肌肤而发病，成人因正气亏虚，湿热蕴结，热迫血行成此病。

　　临床治疗急则治其标，缓则治其本，临证权变，标本兼治为主。治本以健脾补肾，益气养血，治标以清热解毒，活血化瘀，祛风止痒，凉血散瘀为主。因瘀血阻络是本病之病理基础，伴随疾病整个过程，因此在辨证施治当中，应酌情加入一些活血化瘀药，不仅可提高疗效，且可对抗感染、改善毛细血管脆性及清除免疫复合物沉积的治疗作用。

（二）裴正学教授治疗过敏性紫癜性肾炎辨证及用药

1. 风热蕴盛，热伤脉络

证见：肢体或躯干下部位出现紫癜或出血点，颜色鲜红，皮疹瘙痒，心烦急躁，口干口渴，关节疼痛，发热头晕，尿血、鼻衄，舌红苔黄，脉滑数。此型为本病之急性期，有紫斑、皮疹、关节痛、血尿或蛋白尿等症状。

治则：清热解毒，疏风散邪。

方药：紫癜方（裴正学教授经验方）加减。

金银花 15g，连翘 15g，蒲公英 15g，败酱草 15g，土茯苓 20g，白茅根 30g，白鲜皮 20g，白蒺藜 20g，生地黄 12g，地肤子 10g，防风 10g，萆薢 10g，赤芍 10g，丹皮 6g，丹参 20g，紫草 30g，蝉蜕 6g。

紫癜方中金银花、连翘、蒲公英、败酱草清热解毒。白蒺藜、白鲜皮、地肤子、蝉蜕、防风祛外风而止痒。生地黄、丹皮、赤芍清热凉血滋阴，丹参、丹皮化瘀止血。此寓"治风先活血，血行风自灭"之意。萆薢分清化浊，利湿解毒。紫草凉血透疹散瘀。益母草、白茅根利尿解毒消肿，芳香化浊。诸药合用共奏清热解毒，凉血散瘀，祛风止痒之功。加减：皮肤瘙痒者加乌梢蛇 6g、白僵蚕 6g，祛风止痒；尿蛋白阳性者加苏梗 20g、益母草 20g；尿潜血阳性者加侧柏叶、旱莲草各 15g、三七 3g、仙鹤草 15g、茜草 15g、丹皮 6g，凉血止血；腹痛者加当归 10g、白芍 10g 化瘀止痛。皮肤紫癜，色暗红而面密集，伴有尿血、鼻衄，舌质红，苔薄黄腻，脉弦滑者属里热炽盛，血热妄行。治以清热凉血，化斑解毒。可用犀角地黄汤合小蓟饮子。水牛角 30g（先煎），地黄 10g，丹皮 10g，木通 6g，赤芍 10g，小蓟 15g，当归 15g，炒枸栀子 12g，蒲黄 6g，桔梗 10g。

2. 气不统血

证见：病程较久，常反复发作，紫斑色暗，面色萎黄，倦怠乏力，失眠多梦。舌淡红，苔薄白，脉细弱。

治则：健脾益气，养血止血。

方药：人参归脾汤、参芪三黄汤加减。

人参 15g，黄芪 15g，当归 10g，甘草 6g，远志 10g，龙眼肉 10g，炒枣仁 10g，大黄 6g，黄芩 10g，黄连 6g，制乳、没各 6g，白蒺藜 30g，阿胶 10g（烊化）。加减：血小板减少者加玉竹、黄芪、土大黄、生地黄、龟甲；伴有红细胞、血红蛋白减少者，加丹参 20g、生地黄 12g、山茱萸 30g、龟甲胶 15g（烊化）、鹿角胶 15g（烊化）。伴有发热、皮疹可加金银花、连翘、蒲公英、败酱草各 15g 清热解毒。

3. 脾肾阳虚

证见：浮肿少尿，形寒肢冷，面色㿠白，神疲乏力，纳少便溏，关节疼痛，舌淡胖，有齿痕，苔白脉沉细无力。此型尿检蛋白多（＋＋＋）以上，镜下血尿；或肾功受损，多伴有肾病综合征表现。

治则：温阳利水，活血化瘀。

方药：济生肾气汤加减。

桂枝 10g，附子 6g（先煎），生地黄 12g，山药 10g，山茱萸 10g，猪苓 10g，丹皮 6g，泽泻 10g，车前子 10g，川牛膝

10g，党参 15g，白术 10g，甘草 6g，陈皮 6g，半夏 6g，苍术 10g，生薏苡仁 30g。加减：伴有药物、食物过敏史者，皮肤瘙痒，脱皮屑，怕冷畏寒，以肾阳亏虚论治，以桂附地黄汤加仙茅 10g、淫羊藿 10g、鹿角胶 10g（烊化）、川牛膝 10g、肉苁蓉 10g、巴戟天 10g；伴有妇女月经不调，痛经、下肢红斑者，以肾虚血瘀论治，加活血化瘀药，如桃仁 10g、红花 6g、当归 10g、白芍 10g、生地黄 12g、川芎 10g、仙茅 10g、淫羊藿 10g、丹参 20g、郁金 10g、桂枝 10g、鸡血藤 30g；便溏加石莲子 15g、炒扁豆 30g；腹痛，皮下紫斑色淡红，加吴茱萸 6g、小茴香 10g、葫芦巴 10g；关节疼痛加木瓜 30g、威灵仙 10g；皮肤瘙痒者加乌梢蛇 6g、蝉蜕 6g、白鲜皮 20g、地肤子 10g 等。

4. 肝肾阴虚

证见：紫斑消退，潮热盗汗，心烦口渴，夜间尤甚，头痛头晕，腰膝酸困，手足心热，恶心欲呕，乏力纳呆，紫癜病程迁延，时轻时重，多伴高血压，尿检蛋白芨镜下血尿，肾功中、重度受损。

治则：滋养肝肾，降逆活血。

方药：杞菊地黄汤，复方益肾汤加减。

枸杞 10g，菊花 10g，生地黄 12g，山药 10g，山茱萸 10g，茯苓 10g，丹皮 6g，泽泻 10g，桃仁 10g，红花 6g，当归 10g，赤芍 10g，川芎 10g，益母草 20g，丹参 20g，金银花 15g，连翘 15g，蒲公英 15g，败酱草 15g，板蓝根 10g，蝉蜕 6g，苏梗 15g。加减：腰痛加怀牛膝 10g、鸡血藤 10g、炮山甲 6g（可不用）；高血压头晕者加女贞子 15g、丹参 30g、龟甲 15g、龙骨 15g（先煎）、牡蛎 15g（先煎）；恶心呕吐者加半夏 6g、陈皮 6g、生姜 6g。鼻衄，牙龈出血，或月经淋漓不断，舌红少苔，脉细数者，治以滋阴清热，凉血止血。方用秦龙汤加减。常用药物：北沙参 15g，麦冬 10g，玉竹 10g，石斛 10g，白茅根 30g，怀牛膝 10g，大蓟炭 15g，丹皮炭 15g，陈棕炭 15g，薄荷炭 15g，女贞子 15g，旱莲草 15g。

本病西医治疗主要以肾上腺皮质激素、免疫抑制剂配合应用。同时还应消除致病因素，控制和预防感染，避免与过敏源接触。饮食宜清淡，少用易促敏食品（蟹、鱼、虾、香椿等）。

（三）裴正学教授治疗过敏性紫癜性肾炎主要用方解析

裴正学教授认为过敏性紫癜肾炎病前往往有 1～3 周的上呼吸道感染病史，其后发热、四肢皮下出现斑点状出血性皮疹、关节痛或消化道症状，紫癜后的 2～4 周出现蛋白尿、血尿等肾脏损害。

本病之发生和反复不愈多与呼吸道感染、扁桃体炎有关，故控制感染为治疗本病之首要措施。西医学应用抗生素有杀菌和抑菌作用，但易产生耐药性，不能将细菌和病毒彻底消除。

中药具有清热解毒作用，既能杀菌和抑菌，又能彻底清除细菌之毒素反应。常用金银花、连翘、蒲公英、败酱草、紫花地丁、白花蛇舌草、半枝莲等清热解毒药。裴正学教授认为过敏性紫癜性肾炎是由感染等引起的变态反应性疾病，起病急，皮肤紫癜、水肿等临床表现与中医之"风邪"致病相似。祛风即可抗过敏，祛风止痒药具有抗过敏作用，故常常在临床用药中加入祛风止痒药，如防风、荆芥、蝉蜕、僵蚕、白蒺藜、羌活、独活等，可明显提高临床疗效。本病出现紫癜、斑疹、肌衄、鼻衄等多因热伤血络，脉络郁阻，可加入活血化瘀药，不仅能提高清热解毒和抗过敏之作用，还可改善微循环，减轻肾动脉硬化，常用丹参、丹皮、赤芍、益母草等；尿蛋白、尿糖之出现乃肾气亏虚，脾虚不摄，精微物质下泄所致，故常加入健脾补肾药，如党参、黄芪、白术、茯苓、苍术、葛根、玄参、丹参、生地黄、山药、山茱萸等。裴正学教授认为清热解毒、祛风通络、活血化瘀、健脾补肾是治疗过敏性紫癜性肾炎的常法。

综上所述，急性多责之于血热毒盛，蕴于肌肤，迫血妄行，血不循经，溢于脉络，复感风邪，骤然而发，发无定处。慢性为肺、脾、肾等脏腑气血亏损所致。肺气亏虚，不能布精于四末，肾亏虚，气不化水，脾虚气失统摄，血不归经，久病入络，外溢肌肤而致紫癜。前者以清热解毒，凉血化瘀，祛风止痒为基本治法；后者以补气健脾，补肾温阳，利水消肿为主要治则。

（四）裴正学教授治疗过敏性紫癜性肾炎验案举例

例1：王某，男，6岁，因双下肢紫癜就诊。就诊一周前感冒后头疼、发热、扁桃体I度肿大，经治疗好转。随后双下肢紫癜融合成片。自觉瘙痒，口渴，咽痛，乏力。舌质红，苔黄腻，脉浮。尿常规:尿蛋白（++），尿潜血（+++），血常规:白细胞12.5×10^9/L，中性粒细胞80%，淋巴细胞20%，血红蛋白 118g/L，血小板 228×10^9/L。

【西医诊断】过敏性紫癜性肾炎。

【中医辨证】热毒炽盛，复感风邪，营血被扰。

【治则】清热解毒，活血化瘀。

【方药】紫癜方（裴正学教授经验方）加减。

金银花 15g，连翘 15g，蒲公英 15g，土茯苓 15g，白茅根 30g，白蒺藜 15g，生地黄 10g，地肤子 10g，防风 10g，萆薢 10g，赤芍 10g，丹参 15g，蝉蜕 6g，紫草 15g，大蓟 10g，小蓟 10g。水煎服，一日 1 剂，7 剂。

二诊：服药后，发热及扁桃体肥大好转，下肢出血点减轻，颜色变淡，舌红苔黄，脉数。原方加苏梗 15g，益母草 15g，行气化湿，14 剂，一日 1 剂。

三诊：服药后紫癜消失，精神渐好，胃脘胀，食纳稍差，查尿常规（+），尿潜血（–）。加枳壳 10g、陈皮 6g，健脾行气消食，连续加减服用 3 个月，病情痊愈，尿常规正常，未见复发。

例 2：李某，女，10 岁，因反复发生双下肢紫癜 3 个月加重 1 周求诊。服用西替利嗪及防风通圣丸病情好转，但每因进食辛辣及刺激性食物而诱发。本次犯病因 1 周前进食火锅后紫癜加重，皮肤瘙痒，腹胀纳差，胃脘疼痛，疲乏无力，大便稀溏，下肢关节疼痛。尿常规：尿蛋白（++），尿潜血（++），舌质红，苔薄白，脉沉迟。

【西医诊断】儿童过敏性紫癜，紫癜性肾炎。

【中医辨证】脾虚食滞，湿热蕴结肠胃，热伤脉络。

【治则】健脾益气，清热散瘀。

【方药】归脾汤加平胃散加减。

苍术 6g，厚朴 6g，陈皮 6g，甘草 6g，神曲 10g，党参 15g，黄芪 15g，炒白术 10g，木香 6g（后下），土茯苓 10g，连翘 15g，白蒺藜 15g。水煎服，一日 1 剂，7 剂。

二诊：服药后腹胀纳差好转，下肢紫癜减轻。疹斑红暗，关节疼痛，皮肤瘙痒，证属脾虚血瘀，上方加蝉蜕 6g、防风 10g、丹参 10g、桑枝 10g，祛风通络，服用 1 月余，病情好转，查尿常规正常。

例 3：高某，女，12 岁。双下肢紫癜 1 个月加重伴鼻衄 2d。紫癜色暗红，呈粟粒样密集分布，夜间瘙痒疼痛，口干口渴。舌质红，苔少，脉细数。尿常规：尿蛋白（++），尿潜血（++）。血常规：白细胞 12.5×10^9/L，血红蛋白 126g/L，血小板 209×10^9/L。

【西医诊断】过敏性紫癜性肾炎。

【中医辨证】阴虚火旺，迫血妄行。

【治则】滋阴清热，凉血止血。

【方药】秦龙汤加减。

北沙参 15g，麦冬 10g，玉竹 10g，石斛 10g，白茅根 30g，怀牛膝 10g，大蓟炭 10，丹皮炭 10g，陈棕炭 10g，薄荷炭 10g，女贞子 10g，旱莲草 10g。水煎服，一日 1 剂，7 剂。

二诊：服药后鼻衄好转，口干口渴减轻，紫癜色淡红，舌红苔少，乏力纳差，尿常规：尿蛋白（+），尿潜血（+）。证属气阴两虚，上方加太子参 10g、三七 3g（分冲）。连续加减服用 2 月余, 尿蛋白芨潜血转阴, 精神食纳俱佳, 病情痊愈。

例 4: 刘某, 男, 10 岁。反复发作下肢浮肿伴紫癜 3a。使用强的松 20mg, 抗炎对症治疗 3 个月, 病情好转。但停药后又复发, 出现蛋白尿及潜血, 再次使用激素治疗, 每日口服强的松 20mg, 治疗 3 周。尿蛋白芨潜血(阳性)。查双下肢水肿, 紫癜色淡红, 圆脸多毛。少尿, 形寒肢冷, 神疲乏力, 纳差, 下肢疼痛, 舌淡红胖大边有齿痕, 苔白腻, 脉沉迟。

【西医诊断】过敏性紫癜性肾炎。

【中医辨证】脾肾阳虚, 湿热羁留。

【治则】温阳利水, 活血化瘀。

【方药】济生肾气汤加减。

桂枝 10g, 附子 6g(先煎), 茯苓 10g, 丹皮 6g, 泽泻 10g, 生地黄 10g, 山药 10g, 山茱萸 10g, 车前子 10g, 川牛膝 10g, 苏梗 15g, 蝉蜕 6g, 益母草 15g, 丹参 10g, 金银花 10g。水煎服, 一日 1 剂。

二诊: 服药后下肢浮肿紫癜减轻, 尿蛋白(++), 尿潜血(++), 久病入络, 肾络瘀滞, 上方加当归 10g, 连翘 15g, 三七 3g(分冲)、水蛭 3g(分冲)。

三诊: 服药 30 剂, 浮肿紫癜全消, 体重减轻, 精神食纳好转。尿蛋白(+), 尿潜血(-)。舌红苔白。上方去车前子、牛膝, 加黄芪、党参各 15g 益气健脾。继续服药 2 月后, 尿蛋白芨潜血全部阴性, 诸症痊愈, 但仍服丸剂以巩固疗效。

五、古今各家学说列举

　　根据本病的临床表现，属中医学的"血证""溺血""溲血""斑疹""肌衄""葡萄疫""水肿"等范畴，病之后期属"虚劳"。早在《灵枢·百病始生篇》就说："阳络伤则血外溢，血外溢则衄血；阴络伤则血内溢，血内溢则后血……肠胃之络伤则血溢于肠外……"说明了衄血、便血等浅表部位出血与深在部位出血的病机。《金匮要略·五脏风寒积聚篇》最早提出"尿血"二字，称"热在下焦者则'尿血'，亦令淋秘不通"，简要说明了尿血的病因是热在下焦。《丹溪心法》描述有"斑有色点而无头粒者是也，疹浮而有头粒者，随出即收，收则又出是也"，颇似过敏性紫癜。《诸病源候论》对斑疹做了更详细的论述，在《小儿杂病诸候·患斑毒候》指出斑疹病因病机是各种原因引起热毒壅积于体内，胃肠是病变的主要场所。《圣惠方·治尿血诸方》进一步指出尿血病机，夫尿血者，膀胱有客热，血渗于脬故也；血得热则妄行，故因热流散，渗于脬而尿血也。陈无择认为尿血不纯属热，亦可由虚寒致，他在《三因方·尿血证治》中说，病者，小便出血，多因心肾气结所致，或因忧劳，房事过度，此乃得之虚寒，故养生云：不可专以血得热而淖溢为说。《证治汇补·溺血》提出尿血多在肾、膀胱，也可见其他脏器如"肺气有伤""脾经湿热内陷之邪""肝伤血枯""肾虚火动""思虑劳心""劳力伤脾""小肠结热""心包伏暑"等。《血证论·尿血》对尿血治法有进一步的创新，称"尿血治心与肝不愈者，当兼治肺，肺为水之上源，金清则水清，水宁则血宁，盖此证原是水病累血，故治水即治血"。

彭氏采用自拟益气活血汤（黄芪 60g，丹参、小蓟各 30g，紫草 20g，当归、地龙、乌梅炭、生地黄、白芍、桃仁各 12g，红花、川芎各 6g）随证加减治疗本病 42 例，完全缓解 17 例，显效 15 例，有效 7 例。

刘氏等自拟紫癜肾复汤（蝉蜕、紫草、生甘草各 15g，土茯苓、益母草各 30g，白花蛇舌草 25g，方白茅根、茜草根、防己各 20g）随证加减治疗本病 25 例，治愈 12 例，显效 7 例，有效 3 例。

甄氏等以保肾合剂（凤尾草 30g，倒扣草 30g，白莲须 15g，豆豉 10g，苦参 12g，石韦 15g，小蓟 15g，赤小豆 30g，连翘 15g，茜草 15g，藕节炭 10g，丹参 15g），治疗过敏性紫癜肾炎患儿 36 例。该组 CD3、CD4、CD8 及 CD4/CD8 比值较治疗前明显升高，与对照组比较差异有显著性（$P < 0.05$ 或 $P < 0.01$）。

聂莉芳将其分为急性期与迁延期进行辨证论治，急性期多为实热证，病位主要在肺胃，治以清胃解毒，凉血化瘀，常用方为化斑汤《温病条辨》、犀角地黄汤《备急千金要方》、五味消毒饮《医宗金鉴》、小蓟饮子《济生方》治疗。进入迁延期此期，病位主要在脾肾治疗以扶正为主，兼顾祛邪常用方为紫癜肾 1 号方（自拟方）。药物组成：太子参、生黄芪、生地黄、白芍、芡实、墨旱莲、银柴胡、乌梅、地龙、五味子、当归、丹参、金银花、小蓟、三七粉。

陈以平认为，本病分为：①风邪外袭，治宜祛风散邪，偏风寒者以消风散加减，偏风热者以金蝉蜕汤加减。②热毒内炽，治宜清热解毒，凉血止血，方以犀角地黄汤加减。③阴虚内热，治宜滋阴补肾，清热解毒，方以陈氏紫癜汤加减：白茅根、薏苡仁、薏苡仁根、牡丹皮、蝉蜕、生地黄、茯苓、乌梅、女贞子、墨旱莲、山茱萸、蒲黄。④脾肾亏虚，治宜健脾益肾，益气摄血，方以参芪地黄汤加减：生黄芪、炙黄芪、生地黄、山茱萸、薏苡仁、薏苡仁根、山药、牡丹皮、茯苓、苍术、白术、杜仲、党参、丹参等。⑤脾虚湿热，治宜清热化湿，方以越鞠丸合三仁汤加减：柴胡、黄芩、苍术、白术、厚朴、黄柏、白豆蔻、猪苓、茯苓、牡丹皮、川芎、法半夏、当归、赤芍、薏苡仁等。

王氏以清热解表、凉血活血中药组方（当归、川芎、丹参、白茅根、藕节、大蓟、小蓟各10g，金银花、连翘、荆芥、防风、牛蒡子、赤芍、生地黄、茜草、甘草各6g）加减治疗本病46例，痊愈36例，有效5例，并设西药对照组22例，结果显示中药组疗效优于西药组（P<0.01）。

黄氏自拟凉血抗敏汤（大蓟、小蓟、丹参、白茅根、茜草根、仙鹤草、益母草、徐长卿、广地龙、生黄芪各10g，水牛角、蝉蜕、生地黄、赤芍、丹皮、生甘草各6g）治疗本病42例，痊愈31例，有效6例，并设立西药对照组，显示中药组疗效明显优于西药组（P<0.01）。

吕仁和：①外邪入侵，血热妄行：起病突然，身现紫癜，尤以下肢伸侧为多。斑色鲜赤，可有痒感，大小形态不一，可融合成片，兼有腹痛或关节疼痛，尿赤，大便偏干，舌质淡红或略红，苔白或薄黄，脉浮数。治宜散风祛邪、凉血解毒，方选吕仁和教授经验方。药用：荆芥炭 6g，防风 6g，炒枸栀子 10g，蝉蜕 10g，白花蛇舌草 30g，猪苓 30g，丹皮 15g，赤芍 20g，水牛角粉 5g，丹参 15g，茜草 30g，紫草 30g。如紫癜分布较密，色较鲜红，伴衄血、便血、尿血等，可用犀角地黄汤加减。②脾肾两虚，风毒瘀阻：紫癜消退，面色萎黄，神倦乏力，周身浮肿，腰膝酸软，尿蛋白多，舌质淡胖，苔薄白，脉沉细无力。治宜健脾补肾，解毒活血。药用：生黄芪 30g，当归 10g，猪苓 15g，茯苓 15g，芡实 10g，金樱子 10g，炒山药 30g，丹皮 15g，丹参 15g，白花蛇舌草 30g，倒扣草 30g，茵陈 30g，防风 6g。如水肿顽固不消，舌紫黯或有瘀斑、脉涩者，加用桃红四物汤。③气阴两虚，风毒瘀滞：见于紫癜反复，病情迁延者。紫癜反复发作，易感冒，头晕腰酸，手足心热，尿检蛋白尿、镜下血尿，舌质红，苔薄黄或少苔，脉细无力。治宜益气养阴，活血祛风。方选四君子汤合二至丸加减。药用：生黄芪 30g，太子参 15g，细生地 20g，白术 12g，茯苓 15g，女贞子 15g，墨旱莲 15g，乌梅 10g，丹参 30g，赤芍 10g，茜草 30g，蝉蜕 10g，防风 6g。如气虚为主者，用归脾汤加减；如肝肾阴虚为主者，用知柏地黄丸合茜根散加减。

王松艳：探讨吲哚美辛联合黄芪注射液治疗紫癜性肾炎的疗效。收治紫癜性肾炎患者 12 例，随机分为治疗组和对照组，每组 6 例，对照组给予糖皮质激素及抗过敏治疗；治疗组在对照组治疗的基础上服用吲哚美辛 3 ~ 5mg/（kg·d），分 3 次，加黄芪注射液 50mL/d。两组均治疗 6 个月。结果治疗组和对照组对紫癜性肾炎治疗后的完全缓解率（即痊愈）与总有效率差异均存在显著性（P<0.01；P<0.05）。吲哚美辛联合黄芪注射液治疗过敏性紫癜肾炎效果显著，不良反应少。

郑佳新等：观察养阴止血方治疗过敏性紫癜性肾炎的临床疗效及对患者血清 IL-2、IL-6 的影响。将 60 例阴虚型过敏性紫癜性肾炎患者随机分为两组，治疗组 30 例，对照组 30 例。治疗组给予中药养阴止血方治疗，对照组给予雷公藤多苷片治疗，用 CBA（微量样本流式蛋白定量技术）检测患者血清中 IL-2、IL-6 水平。结果整体疗效治疗组总有效率为 96.7%，对照组总有效率为 93.7%，两组有效率比较差异显著（P<0.05）。治疗组治疗后血清 IL-6 水平下降程度优于对照组（P<0.05）。血清 IL-2 水平升高程度优于对照组（P<0.05）。养阴止血方是治疗阴虚型过敏性紫癜性肾炎的临床有效方剂，并能够调节患者血清中 IL-2、IL-6 的水平，通过调节免疫、改善机体内环境来达到治疗目的。

孙艳淑：探讨中药祛风解毒化瘀汤治疗小儿过敏性紫癜性肾炎的临床疗效。将 70 例过敏性紫癜性肾炎患儿随机分为治疗组 36 例和对照组 34 例，对照组在常规治疗基础上加用泼尼松治疗，治疗组在常规治疗基础上加用祛风解毒化瘀汤治疗，6 个月为 1 个疗程。1 个疗程结束后观察尿红细胞计数、24h 尿蛋白定量、尿微量白蛋白、尿 β_2 微球蛋白的变化。结果治疗组总有效率 91.67%，对照组总有效率 79.41%，差异有统计学意义（P<0.05）。两组治疗后尿红细胞计数、24h 尿蛋

白定量、尿微量白蛋白、尿 β_2 微球蛋白相比，差异有统计学意义（P<0.05）。中药祛风解毒化瘀汤治疗小儿过敏性紫癜性肾炎的疗效显著。

何军民：观察凉血肾愈汤配合西药治疗小儿血热阻络型过敏性紫癜性肾炎的临床疗效。选择 73 例血热阻络型过敏性紫癜性肾炎患儿，随机分为两组。对照组 37 例采用单纯西药治疗，治疗组 36 例采用凉血肾愈汤配合西药治疗，治疗 3 周后统计两组的临床疗效及凝血功能。结果治疗后两组镜检红细胞数、24 h 尿蛋白定量、血浆纤维蛋白原（FIB）、纤维蛋白降解物（FDP）及 D- 二聚体（D-D）含量均显著下降，与同组治疗前比较，差异均有统计意义（P<0.05），且治疗组上述指标下降幅度优于对照组（P<0.05）；治疗组总有效率为94.44%，对照组为78.37%，两组总有效率比较差异有统计意义（P<0.05）。凉血肾愈汤配合西药治疗小儿血热阻络型过敏性紫癜性肾炎疗效确切，且能较好地改善凝血功能。

施蕾：中医对该病病因病机有独特认识，历代医家观点总结为外感时邪、血热妄行和肺脾肾虚，而现代医家的新认识包括毒邪理论、络病理论、瘀血理论及肝脾失调。中医辨证治疗主要分为早、中、后三期及风热证、血热证、阴虚证及气阴两虚证四型。此外，自拟方及中成药的临床研究显示中医药通过对患者免疫功能、炎性反应及血液高凝状态的改善而起效。

马力：观察清热凉血化瘀汤结合西药治疗小儿过敏性紫癜性肾炎疗效。抽取 85 例过敏性紫癜性肾炎患儿，随机分为治疗组 43 例与对照组 42 例，对照组单纯西药治疗，治疗组在对照组基础加服清热凉血化瘀汤，12 周为 1 个疗程，观察两组治疗前后的临床疗效及 24 h 蛋白定量、尿红细胞、肾功能的变化。结果治疗组痊愈 26 例，有效 14 例，无效 3 例，总有效率 93.02%。对照组痊愈 15 例，有效 13 例，无效 14 例，总有效率 66.67%；治疗组总有效率高于对照组，差异有统计学意义（P <0.05）。

六、结语

本病为本虚标实，急性期为实证，多为外感风热，内热火盛，血热妄行，治以清胃解毒，凉血化瘀，常用方为紫癜方、犀角地黄汤、五味消毒饮、小蓟饮子加减。慢性迁延期为虚证，久病入络，脾肾亏虚，治疗以扶正为主，兼顾祛邪，方用济生肾气汤、杞菊地黄汤、复方益肾汤加减。不论急性还是慢性均需加入祛风止痒药如蝉蜕、僵蚕、白蒺藜、防风等，意在增强抗过敏作用，消除病原的致病性；清热解毒药如五味消毒饮等；加入活血化瘀药如赤芍、丹皮、生地黄、丹参、益母草、水蛭等可提高临床疗效。

对于使用激素治疗紫癜的问题，若已使用激素，嘱其在服用中药的同时逐渐减量，建议每周递减 1 片，直至减完。若未使用强的松治疗，裴正学教授主张尽量不要应用，可以避免激素之副作用和依赖性。

第六章 糖尿病肾病

糖尿病性肾病（简称 DN），是由糖尿病引起的以肾小球硬化为特征的一种肾脏疾病，是糖尿病的严重并发症之一。糖尿病可导致各种肾脏损害，糖尿病患者由于抵抗力低下，白细胞吞噬作用减弱，加之尿糖阳性有利于细菌繁殖，极易发生肾盂肾炎而致肾小管损害。糖尿病患者糖及脂类代谢紊乱而出现的高胆固醇血症及高甘油三酯血症可加快动脉硬化，因而患肾动脉硬化及肾微血管病者远高于正常人。但除了糖尿病性肾小球硬化外，上述其他肾损害均非糖尿病肾病所特有，故不在本章讨论范围。近年，由于胰岛素的应用使大多数糖尿病患者病情得以控制，平均寿命延长，酮症酸中毒的病死率显著下降。但与此同时，肾脏损害问题日益突出，死于肾衰的糖尿病患者逐渐增多。据不完全统计，因糖尿病肾病导致尿毒症者占糖尿病人的 5% ~ 10%。目前国外糖尿病性肾病的发病率为 20%，中国发病率各地统计差异较大，在 0.9% ~ 36%。因此采取有效措施防止糖尿病性肾病的发生和恶化已成为一项重要课题。

一、生理病理

糖尿病肾病是全身微血管病变的一个组成部分，其特征为毛细血管基膜增厚，其中有一种糖蛋白（羟赖氨酸与葡萄糖半乳酸的结合物）沉积。这种微血管病变，有人认为可能与某些遗传缺陷有关，但多数研究者认为是糖代谢紊乱的结果。由于患者体内胰岛素不足，血糖增高，进入细胞内与其他糖类结合成双糖，同时肾脏内葡萄糖醛基转移酶活性增高，促进糖蛋白的合成增加，加上糖尿病时（特别是青年患者）血中的生长激素常增加，使血糖持续升高，糖蛋白合成更强，沉积在肾小球基膜和系膜，引起基膜增厚和系膜内基膜样物质增加。此外，由于这种代谢异常所造成的内皮细胞、系膜损害又可导致血中纤维蛋白在内皮下和系膜中沉积，进一步加重了基膜的增厚。

糖尿病性肾病的基本病理改变为肾小球毛细血管基底膜增厚和系膜内玻璃样物质的增生。当糖尿病进行至一定程度时，肾脏可出现糖尿病性肾小球硬化病变。肾小球可见下列病理改变：

1. 结节性病变

为糖尿病性肾病特征性病变。结节性病变常出现在肾小球周边部的毛细血管襟系膜区，呈圆形或椭圆形的玻璃样物质沉积。电镜下结节中的物质与基膜相似，只有在 PAS 或镀银染色下可见结节为分层结构，在一个肾小球中可见很多大小不等的结节，结节中央部分很少有细胞存在，被向外推移，常分布于结节外圈。如病变发展，结节增多、增大，可压迫小球毛细血管，最终致血管闭塞。此种结节的发生率不超过50%，但特异性较强。

2. 弥漫性病变

大多数糖尿病肾病都可见到此种损害。在其他肾病如膜性肾小球肾炎和无糖尿病的细动脉性肾硬化病也可有肾小球弥漫性病变，故不是糖尿病特征性病理改变。弥漫性损害的病理表现是在肾小球毛细血管壁和系膜内 PAS 染色阳性的异常物质增多，受累肾小球的毛细血管基膜普遍增厚、系膜内基膜样物质大量增加，随着弥漫性损害的进展，系膜内大量增加的基膜样物质连同增厚的肾小球基膜压迫毛细血管腔，使其逐渐狭窄，最后完全闭锁。这种损害开始只累及部分肾小球，最终累及所有的肾小球，使肾小球先是缺血，以后玻璃样变。

二、诊断

（一）临床表现

尿蛋白是糖尿病肾病的第一个临床表现，也是糖尿病肾病肾功能损害的重要标志。由于其肾脏病变为慢性进行性损害，临床症状出现较晚，当有临床表现时，肾脏损害多已相当广泛和严重。开始为间断性蛋白尿，以后转为持续性无症状蛋白尿，量较少，一般 24h 尿蛋白不超过 3g。晚期也有少数病人表现为肾病综合征，有明显水肿，24h 尿蛋白大于 3.5g，有肾病综合征表现者预后不良，很少存活 5 年以上，糖尿病肾病高血压表现出现较晚，在弥漫性病变患者中，舒张压常随弥漫损害的严重程度而增高，高血压能加速糖尿病肾脏病变的发展和肾功能的恶化。糖尿病患者的视网膜病变往往和肾脏损害相平行，无论是结节型还是弥漫型肾小球病变，两者都可合并眼底损害。在肾病严重时，几乎都合并有视网膜病变。

Mogensen CE 等（1988 年）将糖尿病肾病的病程分为五期：

Ⅰ期：以肾小球滤过率（GFR）增加为特征。肾小球处于高滤过状态，GFR 多在 150mL/min，肾脏体积增大，但尚无明显病理变化，此期多见于青年糖尿病患者，尿蛋白阴性，血压正常，其机理不明，可能与患者血中生长激素分泌增加有关。

Ⅱ期：肾脏出现组织结构变化，肾脏仍处于高滤过状态，GFR > 150mL/min，肾活检有基膜增厚和系膜增殖，临床尿蛋白仍为阴性，血压正常。

Ⅲ期：为糖尿病肾病早期，即 UAE 期。患者在出现蛋白尿以前，尿中白蛋白的排出已明显增加，称为微白蛋白尿期（UAE 期），用放射免疫法或酶联法测定，UAE 可波动于 20 ～ 200 μg/min，此期 GFR 仍增高，早期 GFR 可达 150mL/min，晚期 GFR 可降至 130mL/min。此时肾小球病变明显，血压轻度增高。

Ⅳ期：糖尿病性肾病临床显著期。临床出现明显蛋白尿，血压显著升高。肾小球基膜增厚与系膜细胞增殖加重，肾小球闭塞增多，后期肾小球萎缩，残余肾小球肥大。临床根据 GFR 变化又分为早中晚三期：早期 GFR 70 ~ 130mL/min，UAE > 200μg/min；中期 GFR 30 ~ 70mL/min，蛋白尿 > 0.5g/24h；晚期 GFR 10 ~ 30mL/min，每月平均下降 1mL/min。

Ⅴ期：尿毒症期。GFR < 10mL/min，尿蛋白减少，肾小球发生萎缩硬化。

（二）诊断标准

糖尿病性肾病缺乏特殊的临床表现和特异性实验室检查，蛋白尿是临床诊断糖尿病肾病的主要线索，但尿蛋白一旦出现，已表明肾脏有严重损害。糖尿病性肾病在尚未出现明显临床表现之前，就已存在着肾脏功能亢进。功能亢进的最初阶段是可逆性的。故在仅有功能亢进或有很轻微的病理损害时作出正确诊断，这对防止发展为肾小球硬化有重大意义。比较敏感的方法是采用放免法检测微白蛋白尿。糖尿病性肾病的诊断标准是：①有糖尿病病史，多发生于病程较长（10 ~ 15 年）且未能得到有效控制的糖尿病患者。②眼底可发现微动脉瘤。③蛋白电泳示：α2 球蛋白升高，α1、γ 蛋白正常。④具备肾炎或肾病综合征的临床特点，但一般肾小球滤过率减低，常伴有高血压，晚期可出现肾功能衰竭。⑤肾活体组织检查有助确诊。

（三）鉴别诊断

1. 慢性肾小球肾炎

糖尿病肾病有糖尿病病史，病程长、进展慢，通常没有血尿，常有其他系统的并发症，如眼底病变、神经病变、心血管病变。一旦出现蛋白尿、水肿、高血压等临床表现，多已有肾功损害。慢性肾小球肾炎起病相对较急，并发症少，早期肾功能良好，肾活检可帮助确诊。

2. 原发性肾病综合征

糖尿病性肾病出现肾病综合征时，大多已到晚期，几乎都合并有视网膜病变及肾功能损害。

三、治疗

1. 一般护理

应卧床休息。饮食控制及低蛋白饮食。提倡早期即限制蛋白摄入，可防止及治疗肾小球高压及高滤过。积极治疗、控制高血压可改善肾功能、减轻蛋白尿，现多选用巯甲丙脯酸。

2. 透析及肾移植治疗

近年来糖尿病肾病患者接受透析治疗者越来越多。由于本病患者在透析中易发生感染、电解质紊乱、心衰等并发症，死亡率约为其他透析病人的 2 倍。但透析后仍有 70% 患者可存活一年，28% 患者可存活 5 年。糖尿病肾病肾移植的存活率较低，但肾移植仍不失为一种较有效的治疗措施。

本病预后不良，从出现尿蛋白到死于尿毒症的间隔为 4～12 年。每日尿蛋白量超过 3g 者多于 6 年内死亡。

四、裴正学教授诊疗经验

（一）裴正学教授治疗糖尿病肾病总的思维方法

裴正学教授认为本病属中医学之"消渴""水肿""腰痛"等范畴。指出消渴的主要病机是"肾虚燥热"。肾阳亏损，燥热偏胜，肾气亏虚，精微不固，而以肾虚为主，燥热为标。久病则出现阴阳两虚或气阴两虚，变证丛起，病势危重。由于糖尿病胰岛素相对不足和高血糖导致肾小球肾动脉硬化，高脂血症和微血管病变，凝血机制紊乱，血浆纤维蛋白原增高，故而出现各种严重并发症。此类并发症均与五脏六腑之功能失调有关。

饮食不节，过食肥甘膏粱厚味，脾胃运化失调，脾为后天之本，主水谷精微之运化，为胃行其津液，在水津输布中起着重要作用。胃为水谷之海，主腐熟水谷，脾胃受燥热所伤，可致胃火炽盛，脾阴不足，故消谷善饥而多饮多食；脾气虚不能运化转输水谷精微，则水谷精微下流为小便，故尿味甘甜，并出现蛋白尿；水谷精微不能濡养肌肉故日渐消瘦、乏力；肺主气，为水之上源，如肺燥津伤，宣发失司，津液不能布散全身，濡养四肢百骸、筋骨血脉而直趋下行，清浊相混，排出体外，故尿量增多；肺不布津则口渴多饮；如肝气郁结，郁久化火可灼伤胃津，耗损肾液；心火亢盛可致精血暗耗，肾阴、肾阳亏损而发为消渴。肾为先天之本，主藏精，而寓元阴元阳。《素问·逆调论》曰："肾者水脏，主津液。"水液由肺下输膀胱，须经肾的气化，使清者上升，浊者下降而排出体外。裴正学教授特别重视肾阳虚是导致本病发生的关键原因。肾阳虚气化失常，津液不布，则口渴多饮；肾阳虚则肾气亦虚，肾气的开阖作用还调节控制着尿量排出的多少。故肾在消渴的发病中起着重要作用。肾气亏虚，肾失摄纳，封藏失职，尿蛋白芨尿糖精微物质流失可引起消渴多尿、尿甜。燥热伤肾，肾阴亏损，元阴不足，阴虚火旺，上燔心肺则烦渴多饮，中灼脾胃则胃热消谷。《景岳全书·三消干渴》中则阐述了肾阳虚致消渴的发病机理："有阳不化气，则水精不布，水不得火，则有降无升，所以直入膀胱，而饮一溲一，以致泉源不滋，天壤枯涸者，是皆真阳不足，火亏于下之消症也。"消渴日久，病至后期，真阴耗损，阴损及阳，真阳受损，不仅水谷精微外泄更甚、尿糖增多，更有精微外泄出现蛋白尿。当肾阳进一步受损，则除上述表现外，还有水肿、神疲肢冷、头晕乏力等表现。晚期阴阳两虚，五脏俱损，真阳虚衰，浊毒内停，可见浊邪上蒙清窍，阳虚水泛，水气凌心等危候。故病位在肾，与心、肝、脾密切相关。肾虚为本，燥热为标，以水、湿、浊、瘀为病理产物，虚实寒热并见，阴阳互损，气血双亏的复杂疾病。

（二）裴正学教授治疗糖尿病肾病辨证及用药

裴正学教授将糖尿病肾病临床分为气阴两虚，肝肾阴虚，脾肾两虚，阴阳两虚，浊毒瘀滞 5 型分期辨证论治。

1. 气阴两虚，瘀血阻滞

证见：见于糖尿病的早、中期，临床表现有乏力，口干，饮水多，双目干涩，形体消瘦，疲乏无力，心悸气短，头晕眼花，大便秘结，失眠多梦，舌质红，苔少，脉细数。

治则：益气养阴，佐以活血化瘀。

方药：六味地黄汤合归脾汤、生脉饮加减。

生地黄 12g，山药 10g，山茱萸 10g，茯苓 10g，丹皮 6g，泽泻 10g，党参 15g，白术 10g，黄芪 15g，茯神 10g，远志

10g、炒枣仁 10g，木香 10g（后下），龙眼肉 10g，枸杞 10g，旱莲草 15g，菟丝子 15g，丹参 20g，麦冬 10g，五味子 3g。

加减：失眠多梦加柏子仁 10g、石菖蒲 10g、合欢皮 30g、夜交藤 30g，以宁心安神；头晕耳鸣加柴胡 10g、葛根 20g、五味子 3g、灵磁石 30g（先煎），以聪耳明目；潮热盗汗，遗精早泄加芡实 30g、金樱子 30g（先煎）、煅龙骨 30g（先煎）、煅牡蛎 30g，以摄精止遗。

2. 肝肾阴虚，瘀血阻滞

证见：见于糖尿病的中期患者，头晕目眩，双目干涩，视物模糊，失眠多梦，腰膝酸软，盗汗乏力，发落齿摇，月经过少，遗精早泄，口苦口干，舌质暗红，苔黄腻，脉弦细数。此型患者血糖高、血脂高、血黏度高，尿蛋白阴性。

治则：滋阴清热，活血化瘀。

方药：杞菊地黄汤合祝氏降糖方。

枸杞 10g，菊花 10g，生地黄 10g，山药 10g，山茱萸 10g，茯苓 10g，丹皮 6g，泽泻 10g，白术 12g，玄参 10g，黄芪 30g，丹参 30g，葛根 20g，水蛭 6g（分冲）。加减：腰痛加炒杜仲 10g、续断 10g、川牛膝 10g、桑寄生 10g、菟丝子 20g，补肾强筋；口苦口干，舌黄便结加黄连 6g、半夏 6g、竹茹 20g，以清热除烦；阴虚火旺、骨蒸潮热、盗汗梦遗者加盐知母 20g、黄柏 10g、龙骨 20g（先煎）、牡蛎 20g（先煎），涩精止遗；尿频尿急，小便不利，尿常规检查有大量白细胞者，加金银花 30g、连翘 15g、赤小豆 20g、白茅根 20g，清热解毒。

3. 脾肾阳虚，瘀血阻滞

证见：见于糖尿病的中晚期，有身疲乏力，面色萎黄，食纳差，口中黏腻，四肢不温，全身浮肿，腰膝酸痛，夜尿频数，便溏或泄泻，舌质暗红，胖大，苔白腻，脉沉细缓。此期水肿、高血压、尿蛋白阴性、尿微量白蛋白增加、高血脂、高血黏度、血小板聚集。

治则：温补脾肾，活血利水。

方药：济生肾气汤合实脾饮加减。

桂枝 10g，附子 6g（先煎），生地黄 10g，山药 10g，山茱萸 10g，茯苓 10g，泽泻 10g，车前子 10g，川牛膝 10g，白术 10g，木瓜 30g，草豆蔻 6g，干姜 6g，厚朴 10g。加减：浮肿加大腹皮 15g、葫芦皮 15g 行气利水；恶心呕吐加吴茱萸 6g、黄连 6g、竹茹 15g，以清热降逆止呕；疲乏无力加丹参 20g、黄芪 20g，益气化瘀；尿蛋白加苏梗 20g、蝉蜕 6g、益母草 20g，祛风化瘀；尿潜血阳性加三七 3g（分冲）、水蛭 10g（分冲）、侧柏叶 10g、仙鹤草 15g、白茅根 30g，化瘀止血。

4. 阴阳两虚，瘀血阻滞

证见：见于糖尿病肾病的晚期。面色苍白，心悸气短，头晕呕恶，口干眼涩，怕冷恶寒，神疲嗜睡，尿少浮肿，胸水、腹水，肌肤甲错，大便干，舌暗淡有紫斑，苔白厚腻，脉沉细弱。化验：BUN 高，Cr130 ～ 440μmol/L，尿糖、尿蛋白增加，血糖高不明显，高血压、电解质紊乱。

治则：温阳化气利水，降逆止呕。

方药：济生肾气丸、桃红四物汤加减。

桂枝 10g，附子 6g（先煎），生地黄 10g，山药 10g，山茱萸 10g，茯苓 10g，丹皮 6g，泽泻 10g，车前子 10g，川牛膝 10g，桃仁 10g，红花 6g，当归 10g，白芍 10g，川芎 10g，丹参 20g，三七 3g（分冲），水蛭 10g（分冲）。

大黄 50g，牡蛎粉 50g 煎汤灌肠，每日 1 次。

加减：头晕头痛加天麻 10g，白术 10g，钩藤 30g（后下）、石决明 30g（先煎）以平肝息风；小便频数，混浊如膏，颜面微肿，舌暗淡、苔白、脉沉细无力者属肾阳虚，气不化水，用金匮肾气温阳滋肾，收敛固涩。药物组成：制附子 6g（先煎），肉桂 3g（后下），熟地黄 10g，山药 30g，茯苓 10g，山茱萸 10g，泽泻 10g，覆盆子 30g，桑螵蛸 30g，当归 10g，桃仁 10g，赤芍 12g。水煎服，一日 1 剂。加减：失眠加炒枣仁 30g、柏子仁 20g，养心安神；身体麻木疼痛者加鸡血藤 15g、青风藤 15g、海风藤 15g、蜈蚣 1 条、全蝎 3g、僵蚕 6g，祛风通络；胸痹加用丹参 20g、降香 10g、赤芍 10g、川芎 10g、红花 6g，活血化瘀。

5. 阴阳气血衰竭，瘀血阻滞

证见：头晕，恶心呕吐，嗜睡，呼吸深快，心悸气短，腹胀纳差乏力，尿少，全身脱皮，舌质紫暗，苔黄腻，脉弦。

化验：尿糖、尿蛋白减少，BUN>20mmol/L，Cr>440μmol/L，电解质紊乱，血压高。

治则：化瘀排毒，益气健脾。

方药：肾衰方加味。

制附子 6g，制大黄 10g（后下），白花蛇舌草 15g，益母草 15g，金银花 15g，车前草 15g，黄芪 30g，丹参 30g，桑葚 10g，枸杞 10g，山茱萸 10g，水蛭 10g（分冲）。

（三）裴正学教授治疗糖尿病肾病主要用方解析

裴正学教授认为糖尿病肾病的治疗，应首先治疗原发病糖尿病，使血糖降至正常水平，其次治疗并发症。血糖高，口干口渴，乏力气短，舌质红少津者属气阴两虚，可用太子参、潞党参、麦冬、五味子、苍术、葛根、玄参、丹参、黄芪、山药滋阴益气，健脾生津；口干口渴，饮水多，小便多，吃得多，属胃火燥热伤阴，可用生石膏、知母、粳米、天花粉清热滋阴；小便频数，怕冷畏寒，腰膝酸软，尿蛋白阳性，尿糖阳性者属肾阳亏虚，可用桂枝、附子、党参、干姜、淫羊藿、肉苁蓉、巴戟天、仙茅、鹿角胶等温阳补肾；头晕，口渴口干，腰膝酸软，失眠多梦，梦遗滑精，带下赤白者属肾阴亏虚，可用知母、黄柏、何首乌、旱莲草、龟甲、女贞子等滋阴补肾；头晕眼花，眼睛干涩，迎风流泪，腰膝酸软，头摇身动者属肝肾阴虚，用枸杞、菊花、生地黄、山茱萸、龟甲、鳖甲滋补肝肾；合并高血压头晕，用天麻、钩藤、牡蛎、龙骨、夏枯草平肝潜阳；合并高脂血症加桑寄生、茵陈、山楂、何首乌、丹参、大黄等降脂药；尿蛋白加丹参、黄芪、芡实、金樱子、龙骨、牡蛎健脾固肾涩精；尿潜血加三七、侧柏叶、仙鹤草、旱莲草、藕节炭、棕榈炭；水肿者加用茯苓皮、大腹皮、葫芦皮、车前子、猪苓等利水渗湿；血黏度增高加赤芍、川芎、红花、降香、丹参、银杏叶、红景天等。

（四）裴正学教授治疗糖尿病肾病验案举例

例1：雷某，男，55岁，乏力，伴口干、口渴半年。近半年因血糖高服用"消渴丸""降糖舒"治疗，没有很好控制饮食，血糖检测：空腹血糖8.8mmol/L，餐后2h血糖13.5mmol/L，糖化血红蛋白7.6%，血脂、肾功能、血压均正常。尿蛋白（+）。自感口干口渴，乏力气短，双目干涩，失眠多梦，腰膝酸软，尿少便干，舌质红，苔少，脉细数。

【西医诊断】糖尿病肾病。

【中医辨证】气阴两虚。

【治则】益气养阴，佐以活血化瘀。

【方药】六味地黄汤合归脾汤加减。

生地黄12g，山药10g，山茱萸10g，茯苓10g，丹皮6g，泽泻10g，党参5g，白术10g。黄芪15g，茯神10g，远志10g，枣仁20g，木香6g（后下），龙眼肉10g，枸杞10g，旱莲草15g，菟丝子10g，丹参20g。水煎服，一日1剂。

二诊：服药后口干气短减轻，失眠多梦，加柏子仁10g，石菖蒲10g以宁心安神。服上方加减方药半年余，诸症好转。

例2：李某，男，55岁，主诉：头晕2周。患者糖尿病史10a，间断服用降糖药，但血糖控制不佳，空腹血糖9mmol/L，餐后2h血糖13mmol/L，糖化血红蛋白8.5%。尿蛋白（++），甘油三酯25.5mmol/L，血压140/90mmHg。头晕，双目干涩，视物模糊，失眠多梦，腰膝酸软，盗汗乏力，口苦口干，大便干，舌质暗红，苔黄腻，脉弦细数。西医给予二甲双胍、达美康及胰岛素注射治疗。

【西医诊断】糖尿病肾病，高血压动脉硬化，高脂血症。

【中医辨证】肝肾阴虚，瘀血阻滞。

【治则】滋阴清热，活血化瘀。

【方药】杞菊地黄汤合祝氏降糖方。

枸杞10g，菊花10g，生地黄12g，山药10g，山茱萸10g，茯苓10g，丹皮g，泽泻10g，白术10g，玄参15g，黄芪15g，丹参20g，葛根20g，水蛭10g（分冲），天麻10g，钩藤20g（后下）。水煎服，一日1剂，7剂。

二诊：服药后头晕、口干及目涩减轻，仍失眠，舌质暗红，苔薄黄，脉弦细。上方去天麻、白术、钩藤，加炒枣仁、柏子仁各15g。上方加减服用一年余，空腹血糖7.5mmol/L，餐后血糖9.2mmol/L，糖化血红蛋白6.5%，血压正常，血脂下降，将上述药物研细为末服用，巩固疗效，并控制饮食，多锻炼身体。

例3：刘某，女，65岁，初诊2017年5月12日。

主诉：浮肿，尿少半月。患者糖尿病史20年，服用降糖药治疗，疗效稳定。刻下症：近半月感冒咳嗽，胸闷气短，全身浮肿，头晕乏力，口中黏腻，四肢不温，舌质暗红，胖大舌，苔白腻，脉沉细缓。查24h尿蛋白定量150mg/L，空腹血糖9.5mmol/L，餐后2h血糖12.6mmol/L，糖化血红蛋白9.0%，甘油三酯2.0mmol/L，总胆固醇5.0mmol/L，尿素氮8.5mmol/L，肌酐200μmol/L。血压150/95mmHg，西医给予抗感染治疗。

【西医诊断】糖尿病肾病，肾功能衰竭，氮质血症，高血压动脉硬化，高脂血症。

【中医辨证】脾肾阳虚，瘀血阻滞。

【治则】温补脾肾，活血利水。

【方药】济生肾气汤合实脾饮加减。

桂枝 10g，附子 6g（先煎），生地黄 12g，山药 10g，山茱萸 10g，茯苓 10g，丹皮 6g，泽泻 10g，车前子 10g，川牛膝 10g，益母草 20g，丹参 20g，白术 10g，干姜 6g，厚朴 10g，苏叶 10g，杏仁 10g。水煎服，一日 1 剂，7 剂。

二诊：服药后咳嗽好转，浮肿头晕减轻，尿量增多，四肢渐温，舌质暗红，苔薄白。上方去杏仁加三七 3g（分冲），水蛭 6g（分冲）活血化瘀。

三诊：上方服用 2 月后 BUN7.5mmol/L，CR140μmol/L，血糖也下降至正常水平。上药做成水丸服用以巩固疗效。

例 4：刘某，女，51 岁。初诊 2018 年 7 月 21 日。

主诉：患糖尿病十余年，近 2 月出现全身水肿，尿少恶心呕吐，乏力。刻下症：面色白，心悸气短乏力，怕冷畏寒，下肢浮肿，失眠，舌质暗红，苔白，脉沉缓无力。检查：24h 尿蛋白定量 350mg/L。尿常规：尿蛋白（+++），尿潜血（-），尿糖（+），肾功能化验，尿素氮 24.0mmol/L，肌酐 480μmol/L，空腹血糖 10.0mmol/L，餐后 2h 血糖 14mmol/L，血压 150/90mmHg，胆固醇 5.0mmol/L。

【西医诊断】糖尿病肾病，肾功能衰竭，氮质血症期。

【中医辨证】阴阳两虚，瘀血阻滞，湿浊瘀毒。

【治则】补肾温阳，化气行水，化瘀排毒，益气健脾。

【方药】桂附地黄汤，桃红四物汤加减。

桂枝 10g，炮附子 6g（先煎），生地黄 10g，山药 10g，山茱萸 10g，茯苓 10g，泽泻 10g，丹皮 6g，桃仁 10g，红花 6g，当归 10g，白芍 12g，川芎 10g，金银花 10g，连翘 15g，苏梗 20g，蝉蜕 6g，益母草 15g，水蛭 10g（分冲）。水煎服，一日 1 剂。

二诊：患者连续服用 2 月，水肿消散，乏力气短好转，尿素氮 16mmol/L，肌酐 180μmol/L。尿素氮（＋），尿潜血（－），肾功能较前有好转，舌红苔白，脉沉细有力。证属脾肾两虚，瘀血阻滞。治以温阳益肾，活血化瘀。桂附地黄汤合肾衰方。

组方：桂枝 10g，炮附子 6g（先煎），生地黄 10g，山药 10g，山茱萸 10g，茯苓 10g，丹皮 10g，泽泻 10g，大黄 10g（后下），黄芪 30g，丹参 30g，车前子 15g，益母草 30g，金银花 15g，白花蛇舌草 15g，枸杞 15g，桑葚 15g，水蛭 10g（分冲）。

患者坚持服药 200 剂以上，精神好转，小便自利。肾功能尿素氮 9.0mmol/L，肌酐 116μmol/L，尿蛋白（－），守方继续服用巩固疗效。

五、古今各家学说列举

本病属中医"消渴"范畴。中医对本病的认识源于《素问》，并经历代医家不断补充、发展，已形成较完整的病因、病机理论和辨证论治的经验，这些对糖尿病肾病的临床与研究，均有指导意义。中医学家最早认识到糖尿病肾损害的是巢元方，他在《诸病源候论·消渴病诸候》中明确提到消渴病易发生痈疽和水肿。《杂病源流犀烛·三消源流》记载，有消渴后身肿者，有消渴面目足膝肿小便少者。与糖尿病性肾病临床表现类似。《圣济总录》亦认识到："消渴病多转变,……此病久不愈,能为水肿。"可见古代医家早已认识到了消渴病日久可有"腿肿""小便少"等并发症。如前所述,历代中医学家有关糖尿病的原因病机、辨证论治以及具体治疗经验对糖尿病肾病的治疗,皆有参考价值。

刘氏以黄芪、薏苡仁、山药、玄参、花粉、苍术、五味子、龙骨、牡蛎为主药治疗糖尿病肾病15例,取得较好疗效。

屠氏用补肾活血法治疗40例患者,药用黑附块、山茱萸、茯苓、山药、当归、首乌、枸杞子、赤小豆、猪苓、陈葫芦各9g,炮姜4.5g,熟地黄、党参、丹参、芡实各12g,黄芪、益母草各20g,五味子6g。治疗3～6个月后,总有效率为70%,高于西药对照组。

叶任高将DN分为:①肝肾阴虚型,治宜滋养肝肾,方选知柏地黄丸加减;②气阴两虚型,治宜益气养阴,方选生脉散加减;③脾肾气虚型,治宜健脾补肾,方选水陆二仙丹合补中益气汤加减;④阴阳两虚型,治宜温阳化气利水,方选金匮肾气丸加减。

时振声将本病分为4型:①气阴两虚型,方选参芪地黄汤,偏气虚用五子衍宗丸加减,偏阴虚用大补元煎加减;②脾肾气虚型,方用水陆二仙丹合芡实合剂加减,亦可用补中益气汤加减;③阴虚型,方选归芍地黄汤、六味地黄汤合二至丸加减;④阴阳两虚型,方选桂附地黄汤、济生肾气丸、大补元煎加减。

范氏等用益气养阴活血法为主治疗早期DN34例(基本

方：生黄芪、生地黄、怀山药、川芎、丹参、莪术、芡实、金樱子），结果：DN 症状、空腹血糖、24 h 尿微量白蛋白排泄量、一氧化氮水平均明显改善。

李氏用猪苓汤合膈下逐瘀汤治疗 DN 30 例，总有效率 90%。

彰一以链佐星诱发大鼠糖尿病，就八味地黄丸对蛋白尿、肾功能及尿中 NO 的影响进行研究，结果显示：给药组尿蛋白排泄量第 16 周明显低于模型组，Ccr／BW（鲍曼氏囊面积）较模型组有明显改善，尿 NO 较模型组有明显升高。由此认为八味地黄丸具有保护肾脏、促进 NO 生成的作用，可用于糖尿病肾病的早期治疗，防止病情进一步发展。

王志良：探讨中医补肾活血法治疗糖尿病肾病临床疗效。对照组患者给予常规西医临床治疗措施；研究组患者在上述常规治疗基础上加入中医补肾活血法联合治疗。观察并记录两组患者治疗前后各项生化指标变化情况，给予统计学分析后得出结论。结果：研究组与对照组糖尿病肾病患者治疗前 24h 尿蛋白、Scr、HbAlc、UAER 等各项生化指标对比，结果无统计学意义（P>0.05）；两组患者经治疗后各项生化指标均较治疗前显著改善，且研究组患者改善更为明显，对比结果具有统计学意义（P<0.05）。

李荣科：观察益气养阴活血化瘀汤配合西医基础治疗气阴两虚瘀血阻滞型糖尿病肾病的疗效。选取糖尿病肾病患者 130 例作为研究对象，随机分为治疗组与对照组，各 65 例。两组均行基础治疗，治疗组加益气养阴活血化瘀汤：山药、黄芪、生地黄、茯苓、山茱萸、五味子、泽泻、丹皮、水蛭等治疗；对照组加羟苯磺酸钙胶囊口服。两组均以30d为1个疗程，治疗2个疗程后对比两组患者疗效。结果：①治疗组总有效率为89.2%，高于对照组的61.5%，差异有统计学意义（P<0.05）；②两组治疗后中医证候比较，治疗组优于对照组，差异有统计学意义（P<0.05）；③治疗组患者肾功能改善优于对照组，差异有统计学意义（P<0.05）。益气养阴活血化瘀汤治疗气阴两虚瘀血阻滞型糖尿病肾病疗效确切。

赵良斌：通过系统观察糖肾方对糖尿病肾病患者蛋白尿和肾功能的影响，初步评价"病－证－症"结合方案治疗糖尿病肾病的有效性和安全性。对临床确诊为糖尿病肾病的103例患者，随机分为对照组50例，治疗组53例。按照"病－证－症"结合治疗方案要求给予糖肾方治疗，通过随机对照观察其对症状改善、主要疗效指标（24h尿蛋白和血肌酐）的影响。结果：治疗组经治疗110个月后，尿蛋白明显减少，血肌酐明显降低，总有效率为81.13%（95%CI=70.60%，91.66%），对照组为24.00%（95%CI=12.16%，35.84%），两组综合疗效比较（u=5.9355，P=0.0000），差异有显著性意义。糖肾方能明显缓解神疲乏力、腰膝酸软、腰痛、恶心呕吐、水肿等临床症状。

胡维：探讨补肾活血汤对糖尿病肾病患者的治疗效果及血清C－反应蛋白（CRP）水平的影响。通过随机抽样法选取82例糖尿病肾病患者，依据治疗方式分为两组，41例患者予以洛汀新治疗作为对照组，41例患者予以补肾活血汤治疗作为实验组，对比两组临床疗效及血清 CRP 水平。结果：实验组 24 h 尿蛋白排泄率、β_2 微球蛋白、尿微量白蛋白与肌酐比值较对照组低，差异有统计学意义（P<0.05）；实验组血清 CRP、FIB 较对照组低，差异有统计学意义（P<0.05）。补肾活血汤治疗糖尿病肾病可有效改善患者病情。

王晓娜等：观察清热消症法对中期糖尿病肾病患者的治疗效果。将 40 例中期糖尿病肾病患者分为对照组 20 例，治疗组 20 例。对照组予以西医基础治疗，治疗组在西医基础治疗的基础上予清热消症法治疗。治疗周期为 24 周。分别在第 0、4、12、24 周对患者进行随访观察，观察指标包括患者一般情况、24h 尿蛋白定量（24hUTP）、肾功能、肝功能、中医证候变化等。结果：治疗组在第 4、12 周时与治疗前比较，24hUTP 显著下降（P<0.01，P<0.05）；对照组在治疗第 12、24 周，24hUTP 较治疗前显著升高（P<0.05）；治疗第 24 周时，治疗组中医证候评分与治疗前比较，显著下降（P<0.05）；糖脂代谢、血常规及肝功能治疗前后均无明显差异。结论：西医基础治疗结合清热消症法治疗中期糖尿病肾病较单纯西医治疗在降低尿蛋白及改善中医证候评分方面更具有优势。

张运萍等：观察益气化瘀清热利湿法辨证施治糖尿病肾病（DN）气阴亏虚、瘀浊阻络证的疗效及对血液流变学水平的影响。筛选 DN 患者 100 例，按随机数字表法分为对照组和治疗组，每组 50 例。两组均予以常规干预措施，对照组口服厄贝沙坦片，治疗组在对照组基础上予以益气化瘀清热利湿法治疗。两组连续治疗 8 周。比较两组 24 h 平均动脉压和糖化血红蛋白（Hb A1c）水平，气阴亏虚、瘀浊阻络证症状评分，血糖、血脂、肾功能水平以及临床疗效，检测两组患者的血液流变学水平。结果：两组治疗后 24 h 收缩压（SBP）和 24 h 舒张压（DBP）比较差异无统计学意义（P>0.05）；治疗组糖化血红蛋白明显低于对照组（P <0.01）；治疗组气阴亏虚、瘀浊阻络证症状评分以及空腹血糖（FPG）、餐后 2 h 血糖（PPG）、总胆固醇（TC）、甘油三酯（TG）、血清肌酐（Scr）、血尿素氮（BUN）、24h 尿总蛋白、24 h 尿清蛋白、尿 β_2 微球蛋白（β2-MG）水平显著低于对照组（P <0.01）；治疗组患者总有效率为 86.00%（43/50），显著高于对照组 66.00%（33/50）（P<0.05）；治疗组的血液流变学指标水平显著低于对照组（P <0.01）。在常规治疗基础上，益气化瘀清热利湿法辨证施治 DN 气阴亏虚、瘀浊阻络证，可促进临床症状、糖脂水平、肾功能改善，提高临床疗效，且可降低血液流变学水平。

闫淼：当代糖尿病肾病病因与饮食因素最为密切，以虚、瘀、浊为主要病机，并与痰浊、热邪、瘀血、毒邪、风邪等病理产物互结，逐渐损耗人体正气，从而导致邪盛正衰，最终形成气血阴阳俱虚以肾阳亏虚为主的结果。

六、结语

糖尿病肾病是糖尿病糖代谢异常引起肾小球毛细血管基底膜增厚，系膜基质增加而致弥漫性肾小球硬化所产生的微血管并发症，属中医之"消渴"范畴。肾主藏精，为封藏之本，消渴日久及肾，肾虚封藏失职。精关不固，精微物质下泄而形成蛋白尿，蛋白尿的出现是 DN 的临床诊断标志。裴正学教授将此病分为气阴两虚，肝肾阴虚，脾肾两虚，阴阳两虚，浊毒瘀滞五型分期辨证论治。早期以气阴两虚，肾虚血瘀为主，用六味地黄汤，归脾汤加味治疗；中期以肝肾阴虚、肺肾内虚兼瘀血阻滞为主，用杞菊地黄汤、济生肾气汤、实脾饮加味；后期以阴阳气血俱虚，湿浊瘀阻为主，用济生肾气汤、桃红四物汤加减；晚期以阴阳气血衰竭，瘀血阻滞，浊毒瘀滞，变化多端，用肾衰方加三七、水蛭活血化瘀。不论何期，均需加入活血化瘀药以改善肾脏的微循环，降低尿蛋白，起到降低血糖、血脂、血黏度、血压的作用。

第七章　狼疮性肾炎

狼疮性肾炎（LN）是继发于系统性红斑狼疮（SLE）的肾脏损害的慢性炎症，是 SLE 患者死亡的主要原因之一，常见于青年女性。其典型的临床特征有蛋白尿、血尿、水肿、高血压、关节痛、发热、肝脾肿大等。个别患者起病急骤，发展迅速，出现肾病综合征以及肾功能进行性恶化，在几周到几月内发生尿毒症，病情预后不佳。生化检查有特异性免疫复合物（IgG DNA 等）沉积，血中可找到狼疮细胞，血沉快，血清球蛋白增高，抗核抗体阳性及补体 C3 下降等。总之，此病之临床特征，按发生概率认为有以下 7 个常见症状：血沉快、发热、肾病、关节痛、抗核抗体阳性、球蛋白增加、肝脾肿大。SLE 是一种慢性而且易复发的疑难病，西医学已攻克其因细菌感染诱发的临床表现，但对于其自身免疫性问题，仍然缺乏有效的治疗或预防措施。

一、生理病理

目前认为，本病是由于某些外界因素，如病毒、细菌感染、药物等，作用于有遗传性免疫缺陷的易感人体，使人体自身细胞的抗原（主要是细胞核成分的抗原），特别是内生性DNA抗原发生变异。这些变异的自身抗原，刺激B淋巴细胞产生大量抗自身组织的抗体（主要是抗DNA抗体，也有抗血细胞等多种抗体），在血循环中形成抗原－抗体复合物，沉积于组织及小血管壁中，在补体的参与下，导致多器官、组织（包括肾脏）的损伤。关于免疫复合物沉着的机制，大量研究资料证明，中分子量的可溶性DNA免疫复合物经过血循环至肾脏（或其他器官）而沉积于肾小球；同时DNA抗原可"种植"的抗原与循环中的相应抗体——肾小球结合，于"原位"形成免疫复合物。沉积于肾小球的免疫复合物，通过第一或第二途径激活补体，引起一系列的炎症反应过程，导致局部组织坏死，血管内凝血及毛细血管通透性增加。

LN的病理改变有肾小球病变、血管病变、肾间质及肾小管病变，而以肾小球毛细血管袢呈"铁丝圈"样病变、基膜增厚、电镜和免疫荧光检查有大量的内皮下沉积物为其重要特征。一般来说，LN与原发性肾小球肾炎的基本病理表现大都相似，不同之处有以下几点：①病理改变可呈多样性；②在同一切片上损害程度可不一致；③既有肾小球损害，又可有肾小管、血管及间质病变；④肾小球及肾小管内有时可找到苏木紫小体、局灶性纤维素样坏死及核碎裂；⑤免疫荧光检查，肾小球、肾小管、血管、间质内可有特异性免疫复合物（IgG DNA等）沉积，其中尤以苏木紫小体及抗核抗体最具特征。病理形态可有以下类型（WHO分型）：I型：肾活检组织在光镜下没有改变，免疫荧光镜下系膜区有免疫复合物沉积；Ⅱ型：轻微病变或系膜增生；Ⅲ型：局灶增生；Ⅳ型：弥漫增生；Ⅴ型：膜性肾病。其中Ⅲ、Ⅳ、Ⅴ型较常引起肾病综合征（NS）。

二、诊断

（一）临床表现

患者有 SLE 的各种临床表现，如多发性关节痛，蝶形红斑，脱发，口腔溃疡，发热及心、肝、肺、中枢神经系统、造血器官及多发性浆膜炎等多脏器多系统损害症状。肾损害表现一般出现在上述脏器和系统损害之后，其临床表现，可轻可重，可急可缓，可呈肾炎综合征，亦可呈 NS 表现。

（二）相关检查

1. 尿检查

表现为不同程度的红细胞、白细胞、管型及蛋白尿，肾功能不全时，尿比重固定，尿渗透压下降。

2. 血液检查

白细胞降低（ $< 4 \times 10^9/L$ ）；贫血（Hb60 ~ 80g/L）；血小板减少（ $< 100 \times 10^9/L$ ）；血沉增快。

3. 免疫学检查

① 50% ~ 80%患者狼疮细胞阳性，但诊断的特异性较差。因仅是体外形态学，影响因素多，其敏感性60%。②抗核抗体阳性率占90%，其敏感性很高，特异性为70%。③抗双链DNA 抗体虽然阳性率低（35% ~ 50%），特异性却达90%。④ Sm 抗体的特异性为90%，但阳性率仅占25%。⑤补体C3、C4、CH50 在狼疮活动时大多下降，阳性率约66%，而

血清 γ 球蛋白则升高。⑥循环免疫复合物阳性。

4. 皮肤狼疮带试验

可见表皮与真皮交界处颗粒状 IgG 和补体成分沉积，病变处皮肤阳性率90%，但特异性差；非病损处阳性率约50%，特异性却达80%以上。

5. 肾活检

据报道，50%的 LN 病理类型可以转变，因此，一次肾活检结果只能代表当时的肾脏病理状态，而并不代表其永远属于此种状态。况且,并不是每一例 LN 均须肾活检以确立诊断，只有在病人需要决定治疗方案，而临床上又无法鉴别其属于原发性肾小球疾病还是 LN 时，才有必要做肾活检。

（三）诊断标准

1. 诊断依据

①临床表现除肾炎或 NS 外，常伴有其他系统的症状，如关节痛、发热、面部蝶形红斑等症状和体征。②常见于青年女性。③血中可找到狼疮细胞。④血清球蛋白增高，蛋白电泳 – γ 球蛋白升高；血清抗核抗体阳性及 C3 值下降。

2. 临床类型

（1）无症状性蛋白尿、血尿:没有浮肿、高血压等临床表现，主要表现为轻 – 中度蛋白尿（＜2.5g/d）或轻度血尿。本型在临床上较常见。

（2）慢性肾炎型：本型常见，其临床表现与慢性肾炎颇为相似，多有较长期的水肿、高血压、蛋白尿和各种管型尿，尿沉渣中红细胞和白细胞增多，肾功能可有轻度损害。

（3）肾病综合征型：大量蛋白尿（＞3.5g/d）及低蛋白血症、血尿和细胞管型，尿蛋白选择性差，浮肿明显，可有高血压，本型在临床上常见。

（4）急进性肾炎型：较少见，起病急骤，发展迅速，出现少尿甚至无尿，有血尿、蛋白尿及管型尿，可有浮肿、高血压，迅速发生和发展的贫血和低蛋白血症，肾功能进行性恶化，在几周到几月发生尿毒症。

（四）鉴别诊断

1. 结节性多动脉炎

约80%患者有肾损害，男女之比为4：1。国内以20～30岁多见。其肾损害表现与LN相似，表现血尿、蛋白尿、高血压、氮质血症等。但本病特征为皮下结节，病理特征为广泛的动脉炎症和坏死，多数病例有白细胞增多、神经炎、腹痛等表现。

2. 紫癜性肾炎

本病与LN的发病机理相同，为免疫复合物性肾病，临床表现血尿、蛋白尿。但本病以儿童多见，占45%～57%，多数患者发病前1～3周有上呼吸道感染史，皮肤几乎都有斑点状紫癜，常有腹痛、关节痛。肾损害以血尿、红细胞管型尿表现为主，血小板计数、出凝血时间均正常，血补体正常，血IgA升高，尿FDP升高，这些均与LN不同。

3. 肺出血-肾炎综合征

本病亦是一种自身免疫性疾病，多由流感病毒感染，造成肺泡基膜发生抗原变性，产生抗肺泡基膜抗体，同时又能与肾小球基底膜发生交叉免疫反应，引起肾损伤。常呈急进性肾炎表现,出现急性肾衰,需与 SLE 引起的急进性肾炎鉴别。本病可发生在任何年龄,但以男性青年较常见,其特征具有三联征:即肺出血 - 肾小球肾炎 - 抗基膜抗体。临床上可见咳嗽、反复咯血、气促,肾脏病进行性发展,反复咯血及血清或肾活检免疫荧光查到抗基膜抗体是本病的特征。

4. 原发性慢性肾小球肾炎

本病与 LN 临床皆表现为浮肿、高血压、蛋白尿、管型尿、血尿及不同程度的肾功能不全症状。但本病以成年男性多见,无原发病系统损害,病理类型较稳定,血清 γ 球蛋白茇 C3 大多正常。

5. 高血压病性肾炎

本病临床上可出现蛋白尿、肾功能不全,应与 LN 鉴别。但本病肾脏病变的发生和高血压本身的严重程度及其病程长短有关,患者多在 50 岁以上,有多年的高血压病史,眼底检查有小动脉痉挛、狭窄、出血、渗出,血压持续性升高,常合并心、脑的器质性及功能改变,血胆固醇升高,血清 C3 正常。

6. 淀粉样变性的肾脏损害

本病为淀粉样物质沉积于肾脏而引起的肾脏结构和功能的改变。临床表现为蛋白尿、肾功能减退。其特点是蛋白尿的主要成分为球蛋白,尤其是丙种球蛋白。本病多继发于骨髓瘤或其他肿瘤患者,病理活检见肾小球基底膜有相当多的淀粉样物质沉积。

7. 糖尿病肾病

本病为糖尿病并发肾脏血管病变之症,临床表现为蛋白尿、NS 及肾功能减退，应与 LN 鉴别。但本病患者有多年的糖尿病病史，眼底检查发现糖尿病的特殊病变，血糖增高，与 LN 不同。

三、治疗

1. 激素标准疗程

首选强的松。①首始治疗阶段：成人为 1mg /（kg·d），每日清晨顿服，共用 8 周。②减量阶段：按每周 5mg 递减。③持续治疗阶段：当减量至 0.5mg /（kg·d）时，改为隔日晨顿服 1mg /（kg·d），治疗 6 个月（或直至疗效较理想为止）。④维持阶段：当持续治疗出现理想疗效时，应逐渐减量至隔日 0.4mg /（kg·d）维持治疗。需要维持多长时间，有不同意见，国外有人主张终身服用，否则有可能复发。

2. 免疫抑制剂

常用环磷酰胺（CTX）和硫唑嘌呤。目前多主张大剂量 CTX 静脉注射疗法：CTX 常用剂量为 0.75g /（平方体表面积·次），加入注射生理盐水 200mL，静脉滴注，滴注时间不少于 1h，每月 1 次，连续用 6 ~ 8 次。以后可以每 3 个月 1 次，持续 1 ~ 2a。此疗法经济实用，副作用少，能减少激素用量，改善 LN 的长期预后，同时给予小剂量激素治疗，强的松 0.5 mg /（kg·d）。CTX 冲击治疗后 24h 内，需补充足够水分，保持尿量，使尿液充分稀释，预防出血性膀胱炎的发生；同时应注意血象、胃肠道反应及脱发等副作用。

3. 甲基强的松龙（MP）冲击疗法

主要适用于重症 LN，即肾功能进行性恶化，或伴大量细胞新月体形成，或出现 SLE 危象，及具有明显活动性且对常规激素治疗无效的病例。目前常用剂量为 MP 1g 溶于 250mL 葡萄糖溶液中，静脉滴注，每日 1 次，连续 3d 为 1 疗程，必要时可重复使用 1 ~ 2 个疗程。在疗程结束后继续给予中等量强的松口服，待病情缓解后逐步转入维持治疗。由于 MP 价格昂贵，且药源较缺，国内有人采用地塞米松 150mg / d 以代替 MP，但由于地塞米松为长效激素，故副作用较大。

四、裴正学教授诊疗经验

（一）裴正学教授治疗狼疮性肾炎总的思维方法

裴正学教授认为狼疮性肾炎是继发于先天性红斑狼疮的自身免疫性疾病，相当于中医学"蝴蝶斑""脏腑痹""面游风""水肿""虚劳"等范畴。

SLE 发病多为先天禀赋不足，脏腑虚损，肝肾亏虚，阴阳失衡，气血失和，而致气机逆乱，气血瘀滞。若复感各种毒邪，热毒蕴结，侵袭脏腑、皮毛、肢体而致病。此外，由于 SLE 患者病程日久，毒邪久羁，正气愈亏，五脏俱虚，多脏器功能虚损。阴损及阳，脾肾阳虚，气化失司，水湿泛溢，肢体浮肿；精微外泄，蛋白低下，正气愈虚。故而狼疮性肾炎，病至后期肝肾俱虚，病机以肝肾阴虚及脾肾阳虚为主，病变过程中复感邪毒，呈现热毒炽盛之证，所谓"至虚有盛候，大实有羸状"是也。此时狼疮活动急速加剧，由于邪毒侵入，瘀血凝结，脏腑虚损日益严重，肝肾功能衰竭或多脏器衰竭。此病之病机乃本虚标实，本虚为脏腑气血亏虚，肝肾亏损，标实为风湿热毒，痰瘀互结。发病时，虚实互见，寒热错杂。

裴正学教授提出"西医诊断，中医辨证，中药为主，西药为辅"十六字方针的治疗模式，对于该病的诊断治疗有很好的借鉴意义。

SLE 通常侵犯关节、皮肤、肝、肾、全身淋巴系统和浆膜系统，急性活动期往往出现高热、血沉加快、自免抗体阳性等。

首先以上述临床表现为依据确定 SLE 的诊断，在此基础上再进行中医辨证施治。关节疼痛及皮肤黏膜红斑属中医之风湿、风斑范畴；肝肾功能异常，转氨酶增高，球蛋白降低，尿素氮、肌酐增高，水肿均属肝郁脾虚、肾阳虚损之范畴；高热不退属风火相煽；淋巴系统肿大属中医之气滞血瘀、痰核流注范畴；全身黏膜系统改变，胸腔、腹腔、心包大量积液通常属中医之阳虚水泛；血沉增快、自免抗体阳性、抗"O"、免疫复合物沉积、狼疮细胞等的出现均属痰热互结。将上述表现作为临床理法方药的辨证依据，以理而立法，以法而系方，以方遣药。

综上所述，狼疮性肾炎之病因病机有内外两方面：内因为先天禀赋不足，正气虚损，阴阳失利；外因为风邪、湿热侵袭肌肤，流注脏腑、关节、经络四肢。

（二）裴正学教授治疗狼疮性肾炎辨证及用药

1. 热毒炽盛，经络阻隔

证见：面部及四肢斑疹，色泽鲜红，或痒或痛，高热烦躁，面赤口渴，肢体浮肿，尿蛋白（阳性）或尿潜血（阳性），关节肿痛，皮肤瘀斑紫暗，小便短赤，大便秘结，舌质红绛，苔黄腻，脉弦细数。

治则：清热解毒，凉血祛斑。

方药：黄连解毒汤，犀角地黄汤加减。

黄连 6g，黄芩 10g，黄柏 10g，枸栀子 10g，水牛角 20g（先煎），生地黄 10g，丹皮 6g，赤芍 10g，紫草 30g，白花蛇舌草 15g，半枝莲 15g，金银花 15g，连翘 15g，丹参 20g，红花 6g，当归 10g，白芍 10g，桃仁 10g，鸡血藤 15g，苏梗 15g，蝉蜕 6g，益母草 15g。加减：高热不退，加生石膏 30g（先煎）、知母 20g，青蒿 10g，鳖甲 15g（先煎）清热解毒泻火；鼻衄、齿龈出血者加白茅根 30g，侧柏叶 10g，仙鹤草 15g，茜草 10g，贯众 10g 清热凉血；小便短赤，有血尿者加竹叶 10g，白茅根 30g，地榆 10g，生地黄 10g，木通 6g，淡竹叶 10g 清心利尿；大便秘结者加生大黄 10g（后下）、枳实 10g，厚朴 10g，牵牛子 10g 行气通便；咽喉肿痛者加玄参 10g，牛蒡子 10g，山豆根 6g，马勃 10g 滋阴解毒；目赤肿痛，迎风流泪者加龙胆草 10g，枸栀子 10g，薄荷 10g，连翘 10g，蝉蜕 6g 清肝泻火。

2. 肝肾亏虚，瘀阻脉络

证见：腰膝酸痛，关节肿胀疼痛，身热面赤，或午后潮热，面部蝶斑，梦多出汗，神疲乏力，面浮肢肿，头晕，畏光流泪，头发干枯，发落齿摇，女子月经不调、带下赤白，男子遗精，舌质暗红，少苔，边有瘀斑，脉弦细数。此型狼疮性肾炎为最常见，病史较久，血沉快、关节疼痛、抗核抗体阳性，可见多脏器功能损害。

治则：滋补肝肾，兼清热解毒，活血化瘀。

方药：三畜增液汤（克狼汤，裴正学教授经验方），桃红四物汤加减。

虎杖 10g，淫羊藿 10g，菟丝子 10g，玄参 10g，生地黄 12g，麦冬 10g，女贞子 10g，续断 10g，旱莲草 15g，萆薢 10g，当归 10g，白芍 10g，红花 6g，桃仁 10g，鸡血藤 20g，丹参 20g，半枝莲 15g，白花蛇舌草 15g，重楼 15g。加减：关节疼痛者，加川草乌合剂，川乌、草乌各 15g（先煎 1 小时）、细辛 15g（先煎 1h）、马钱子 1 个（油炸）。水煎服，一日 1 剂。湿热下注带下色黄腥臭，阴部瘙痒者，加黄柏、芡实、山药、车前子、白果、乌梢蛇、蝉蜕、白鲜皮、地肤子清热祛湿、除风止痒；男子遗精盗汗者，加龙骨、牡蛎、乌贼骨、五味子、桑螵蛸收敛固涩；头发脱落者，加桑葚、何首乌、黑芝麻、侧柏叶补肾生发；神疲乏力者，加生黄芪、太子参、山药、龙眼肉益气健脾；梦多失眠者，加生龙牡、石菖蒲、夜交藤、合欢皮、炒枣仁、柏子仁安神镇静。

3. 脾肾阳虚，瘀血阻络

证见：全身水肿，关节疼痛，腰膝酸困，面部红斑，色暗深红，全身皮肤粗糙起鳞屑脱落，头晕耳鸣，纳差腹胀，畏寒肢冷，心悸胸闷，气短乏力，舌质淡红，舌体胖大，边有齿痕，脉沉迟。此型为狼疮性肾炎中晚期，表现为关节痛、皮肤损害、尿蛋白、浮肿或有胸腔积液或心包积液、血沉快等特点。

治则：温阳补肾，健脾利水。

方药：桂附地黄汤，复方益肾汤加减。

桂枝10g，附子10g（先煎），生地黄10g，山药10g，山茱萸10g，茯苓10g，丹皮6g，泽泻10g，川牛膝15g，车前子10g，桃仁10g，红花6g，当归10g，白芍10g，川芎6g，益母草15g，金银花15g，连翘15g，蒲公英15g，败酱草15g，板蓝根10g，三七3g（分冲），水蛭6g（分冲）。加减：怕冷腰痛，阳痿不举者，加仙茅10g，淫羊藿10g，杜仲10g，菟丝子10g；关节疼痛，不能屈伸者，加制川乌、制草乌各15g（先煎1h）、细辛15g（先煎1h），马钱子1个（油炸），雷公藤15g（先煎1h）；纳呆腹胀者，加木香10g，白豆蔻6g，砂仁3g（后下）、焦山楂10g，炒麦芽10g等。

在中医辨证施治的同时，配合西医治疗，可有效地减轻症状，缓解疼痛，延缓病情的进展。西医主要依靠激素治疗，常用强的松、MP冲击疗法。甲基强的松龙（MP）主要适用于重症LN，即肾功能进行性恶化，或伴大量细胞新月体形成，或出现SLE危象，及具有明显活动性且对常规激素治疗无效的病例。其次为免疫抑制剂环磷酰胺（CTX）。

（三）裴正学教授治疗狼疮性肾炎主要用方解析

裴正学教授提出扶正固本、祛邪治标的方法对此病治疗有显著疗效，以滋补肝肾、养血生津、祛风除湿、活血化瘀、清热解毒等法，用桂枝芍药知母汤、克狼汤、保元汤、桃红四物汤、复方益肾汤、复方桑枝汤、川草乌合剂等取得了明显的效果。尤其是复方桑枝汤祛风除湿，通络止痛，减轻了由此激发的免疫变态反应。而裴正学教授擅用川草乌、辽细辛、马钱子，均需先煎 1h，减轻毒性后用药，消除了关节疼痛，抑制狼疮细胞对脏器的损害，其止痛效果可与吗啡、杜冷丁相媲美。这是裴正学教授治疗此病的用药特色。裴正学教授总结的克狼汤，集滋补肝肾、清热解毒、活血化瘀于一炉，有效地缓解了狼疮炎性证候群，提高了免疫力。

狼疮性肾炎属本虚而标实，肝肾亏虚为本，风湿热毒，痰瘀互结为标，裴正学教授提出以滋补肝肾，养血生津以固其本，祛风除湿、活血化瘀、清热解毒以治其标。关节疼痛，四肢拘急，畏寒肢冷，肢体肿胀者属风寒湿侵袭所致，用桂枝、芍药、知母、制川草乌、细辛、马钱子、桑枝、豨莶草、威灵仙等散寒除湿药。皮肤黏膜红斑、蝴蝶斑或陈旧性瘢痕组织属瘀血气滞、肝肾亏虚、营血亏虚，加女贞子、旱莲草、枸杞、生地黄、山茱萸、淫羊藿、菟丝子、当归、白芍、玄参、麦冬、续断、鸡血藤等滋补肝肾药。关节疼痛，皮肤红斑明显者，裴正学教授常在处方中加入紫草、乌梢蛇、蜈蚣三药，可明显提高疗效。紫草凉血透疹，消肿止痛。乌梢蛇祛风通络，活血化瘀。蜈蚣祛风通络，解毒活血。水肿、蛋白尿、球蛋白减少、低蛋白血证属脾肾亏虚，阳虚水泛，精微不固，常用丹参、黄芪、当归、党参、肉桂、甘草、干姜、芡实、金樱子等益气健脾药。高热不退，肢体浮肿，关节肿痛属风火相煽，热毒炽盛，用金银花、连翘、蒲公英、败酱草、白花蛇舌草、半枝莲、生石膏、知母、虎杖等清热解毒药。热毒内结，身发斑疹，齿龈出血者加水牛角、生地黄、丹皮、赤芍、紫草、白花蛇舌草等清营凉血药。皮肤红斑、关节肿痛、淋巴结肿大等皆属瘀血阻络，加用桃仁、红花、当归、赤芍、川芎、丹参、鸡血藤等养血活血以祛风，此寓"治风先治血"之意。热盛伤阴则口干口渴，加玄参、生地黄、麦冬、石斛、丹皮、白芍等。颈部淋巴结肿大者属痰核流注，加浙贝母、玄参、牡蛎、夏枯草、三棱、莪术、海藻、昆布、连翘等软坚散结药。胸腔、腹腔、心包大量积液属阳虚水泛，用桂枝、附子、麻黄、细辛、茯苓、白术、甘草、葶苈子、车前子、汉防己等温阳利水药。血沉增快、自免抗体、抗"O"、免疫复合物沉积、狼疮细胞等的出现均属痰热互结，湿热蕴结，用生石膏、知母、草薢、滑石、土茯苓、草莓根、虎杖等清热除湿药，尤其生石膏为降血沉之主药，用量在100g左右，能达到降低血沉作用。知母、草薢、土茯苓、草莓根、虎杖四药用量偏大，每味药20～30g，降血沉效果较好。外周血细胞减少者，可加北沙参、太子参、人参须、潞党参、补骨脂、苦参、鸡血藤、黄芪、白蒺藜用于生白细胞；当归、黄芪、女贞子、旱莲草、龟甲、何首乌用于生红细胞、血小板。

（四）裴正学教授治疗狼疮性肾炎验案举例

例1：王某，女，35岁。初诊2018年10月12日。

主诉：浮肿、关节痛半年。现病史：既往患有系统性红班狼疮 3a，间断服用强的松和止痛药，病情基本稳定，关节疼痛减轻。近日感冒后发热，咳嗽痰多，胸闷气短，四肢浮肿，关节痛加重。刻下症：咳嗽痰多，胸闷气短，恶寒发热，头项强痛，四肢关节痛，腰膝酸痛，疲乏无力，食纳差。查体：发热，体温 38℃，面部蝴蝶斑大片，色暗红，双下肢水肿，舌质红，苔薄黄，舌体胖大，脉浮数。查血沉 96mm/h，尿蛋白（++），尿潜血（-），抗核抗体（+），胸部 X 线检查：慢性支气管炎，肺气肿，胸腔积液少量。

【西医诊断】狼疮性肾炎，上呼吸道感染，慢性支气管炎，肺气肿。

【中医辨证】脾肾亏虚，兼外感风热，毒热炽盛。

【治则】疏风清热，利水消肿。

【方药】麻黄桂枝合剂，小青龙汤，五味消毒饮加减。

麻黄 10g，桂枝 10g，杏仁 10g，生石膏 30g（先煎），甘草 6g，生姜 6g，大枣 4 枚，川芎 6g，白芷 6g，细辛 3g，羌活 10g，独活 10g，防风 10g，五味子 3g，半夏 6g，百部 10g，款冬花 10g，枳壳 10g，桔梗 20g，金银花 15g，连翘 15g，牛蒡子 10g，车前子 10g，葫芦皮 10g。水煎服，一日 1 剂。7 剂，西医给予抗炎对症治疗。

二诊：2018 年 10 月 20 日。服药后外感症状明显好转，纳差、乏力，舌质红，苔薄白，脉浮缓。上方去羌活、独活、款冬花，加陈皮 6g，白术 10g，茯苓 10g，党参 15g 健脾祛湿。再进 14 剂。

三诊：胸腔积液消失，双下肢水肿减轻，精神食纳好转，唯有四肢关节疼痛，怕冷畏寒，腰痛，面部红斑明显紫暗，舌质红，苔薄白，舌体胖大，脉弦滑。证属寒湿血瘀，以桂枝芍药知母汤、麻杏薏甘汤、川草乌合剂加减。

组方：桂枝10g，白芍10g，知母20g，麻黄10g，杏仁10g，生薏苡仁30g，甘草6g，紫草30g，乌梢蛇6g，蜈蚣1条，红花6g，当归10g，桃仁10g，川芎10g，丹参20g，制川乌15g（先煎1h）、制草乌15g（先煎1h），细辛15g（先煎1h），马钱子1个（油炸）。

四诊：患者以此方加减服用3月余，关节疼痛明显好转，面部红斑消失，尿蛋白（－），尿潜血（－），血沉15mm/h。各项指标恢复正常，嘱咐患者继续坚持服用三诊方，配合服用桂附地黄丸以巩固疗效，防止复发。

例2：李某，女，42岁。初诊2019年3月12日。

主诉：腰痛伴水肿1月。现病史：既往患系统性红斑狼疮合并狼疮性肾炎2a，使用强的松治疗，最大剂量60mg/d，目前减量服用至10mg/d，消炎痛3片/d，病情好转。近1月未服药，自觉腰痛，水肿尿少。刻下症：手指关节疼痛加重，潮热盗汗，失眠梦多，神疲乏力，头晕，视物昏花，面部蝶斑出现，舌质暗红，苔薄黄，边有瘀斑，脉弦细数。检查：查血沉39mm/h，尿蛋白（＋＋），尿潜血（＋），抗核抗体（阳性）。血压140/90mmHg。

【西医诊断】狼疮性肾炎。

【中医辨证】肝肾亏虚，瘀阻脉络。

【治则】滋补肝肾，清热解毒，活血化瘀。

【方药】克狼汤，桃红四物汤加减。

虎杖 10g，淫羊藿 10g，菟丝子 10g，玄参 10g，生地黄 12g，麦冬 10g，女贞子 10g，续断 10g，杜仲 10g，旱莲草 15g，萆薢 10g，当归 10g，白芍 10g，红花 6g，桃仁 10g，鸡血藤 20g，丹参 20g，半枝莲 15g，白花蛇舌草 15g，重楼 15g，车前草 20g，汉防己 10g。水煎服，一日 1 剂。14 剂。

二诊：服药后腰痛水肿减轻，面部红斑颜色变淡，仍然失眠多梦，尿蛋白（++），尿潜血（−）。上方加合欢皮、夜交藤各 20g，继服 14 剂。

三诊：诸症明显好转，尿蛋白（−），尿潜血（−），血压 120/80mmHg，舌质红，舌苔少，脉细数。证属肝肾亏虚，上方去白花蛇舌草、半枝莲、重楼、车前子、汉防己，加枸杞 10g，菊花 10g，山茱萸 10g，山药 10g 滋补肝肾、固本扶正。上方加减服用 1 年余病情好转，目前继续服用以巩固疗效。

例 3：白某，女，40 岁初诊 2018 年 5 月 12 日。

主诉：反复发作关节疼痛伴水肿、贫血 3 年。现病史：在兰州市某医院住院治疗，诊断为系统性红斑狼疮合并狼疮性肾炎。给予激素和免疫抑制剂治疗，关节疼痛减轻，尿蛋白减至（+），病情好转出院。出院后服用激素半年后停药，再未治疗和检查。刻下症：近期由于感冒再次出现水肿、尿少、咳嗽头痛，畏寒怕冷，关节痛，面部黑斑，腹胀纳差，乏力头晕。查体：血红蛋白 7.8g/L，尿蛋白（+++），尿潜血（++），血沉 105mm/h，血压 150/90mmHg，谷丙转氨酶 68mmol/L。肾功能正常。舌质暗红，苔白腻，脉弦滑。

【西医诊断】狼疮性肾炎，上呼吸道感染。

【中医辨证】肝肾亏虚，兼外感风寒。

【治则】宣肺止咳，祛风散寒。

【方药】麻杏石甘汤，克狼汤，五味消毒饮加减。

麻黄 10g，桂枝 10g，杏仁 10g，生石膏 100g（先煎 1h），甘草 6g，虎杖 10g，淫羊藿 10g，菟丝子 10g，玄参 10g，生地黄 12g，麦冬 10g，女贞子 10g，续断 10g，杜仲 10g，旱莲草 15g，萆薢 10g，金银花 15g，连翘 15g，半枝莲 15g，白花蛇舌草 15g。水煎服，一日 1 剂。14 剂。

裴正学教授用大剂量生石膏，甘寒生津，清热泻火，可以降低血沉。

二诊：服药后咳嗽头疼好转，浮肿减轻，腹胀纳差乏力未见好转，舌质红，苔薄白，脉弦细。血压 130/85mmHg，尿蛋白（++）。上方去清热解毒药金银花、连翘、白花蛇舌草、半枝莲，加枳实、大腹皮、厚朴各 10g 健脾祛湿。生石膏 60g（先煎 1h），14 剂。

三诊，患者外感获愈，浮肿减轻，精神食纳尚可，关节疼痛，怕冷，四肢拘急。舌质红，苔薄白，脉弦细。查血沉 65mm/h。克狼汤，桃红四物汤，桂枝芍药知母汤加减。

组方：虎杖 10g，淫羊藿 10g，菟丝子 10g，玄参 10g，生地黄 12g，麦冬 10g，女贞子 10g，续断 10g，旱莲草 15g，萆薢 10g，当归 10g，白芍 10g，红花 6g，桃仁 10g，丹参 20g，桂枝 10g，知母 20g，制川乌 15g（先煎 1h）、制草乌 15g（先煎 1h），细辛 15g（先煎 1h），马钱子 1 个（油炸），紫草

30g, 乌梢蛇 9g, 蜈蚣 1 条。水煎服, 一日 1 剂。上方服用 20 剂, 血沉降至 20mm/h, 尿蛋白 (+), 尿潜血 (-)。上方加黄芪 20g 益气健脾, 共服用 1 年余病情好转, 血沉正常, 关节疼痛减轻, 尿常规化验正常。嘱其继续服用三诊方以巩固疗效。紫草、乌梢蛇、蜈蚣三药清热凉血, 祛风通络, 可有效抑制免疫变态反应, 是裴正学教授治疗自身免疫性疾病的良药。

例 4: 赵某, 男, 38 岁。初诊 2018 年 2 月 26 日。

主诉: 水肿伴皮肤紫斑 2 年。现病史: 2 年前无明显原因出现关节疼痛, 下肢皮肤出现红斑瘙痒, 口腔溃烂疼痛, 颜面微肿, 在当地医院曾诊断为"口腔溃疡""过敏性紫癜", 使用抗生素和抗溃疡药治疗局部症状好转。但停药后又出现关节疼痛和低烧、乏力症状, 遂来兰治疗。刻下症: 四肢关节疼痛, 消瘦乏力, 低热盗汗, 腰膝酸困, 头晕耳鸣, 纳差腹胀, 心悸胸闷, 气短乏力。查体: 颜面部鼻翼两侧可见蝶形红斑, 色暗深红, 全身皮肤粗糙起鳞屑脱落, 双下肢轻度水肿, 心肺听诊无异常。舌质暗红, 舌苔薄白, 舌下脉络曲张紫滞, 脉细数。兰州大学第二医院皮肤科检查: 皮肤荧光带划痕试验 (阳性), 血沉 65mm/h, 抗核抗体 (阳性), 补体 C3 下降。血中查到狼疮细胞 (阳性)。尿蛋白 (++), 肾功能正常。血压 140/90mmHg。X 线示胸腔少量积液。

【西医诊断】狼疮性肾炎。

【中医辨证】肝肾阴虚, 瘀血阻络。

【治则】滋阴补肾, 活血化瘀。

【方药】杞菊地黄汤, 克狼汤, 复方益肾汤加减。

枸杞 10g，菊花 10g，生地黄 12g，山药 10g，山茱萸 10g，桃仁 10g，红花 6g，当归 10g，白芍 10g，川芎 6g，益母草 15g，金银花 15g，连翘 15g，蒲公英 15g，败酱草 15g，虎杖 10g，淫羊藿 10g，菟丝子 10g，女贞子 15g，旱莲草 15g，三七 3g（分冲），水蛭 6g（分冲）。水煎服，一日 1 剂。14 剂。

二诊：患者服药后胸闷气短及头晕耳鸣减轻，血压 130/80mmHg，尿蛋白（+），四肢关节疼痛较前减轻，舌质暗红，苔薄白，脉细数。上方加川乌 15g（先煎 1h）、草乌 15g（先煎 1h）、细辛 15g（先煎 1h）、马钱子 1 个（油炸）。水煎服，一剂分 4 次服用，每日 2 次。21 剂。

三诊：患者服用中药治疗 50 余天，诸症明显好转，关节疼痛减轻，下肢皮肤红斑及鼻翼内侧蝶形红斑全部消退，胸腔积液消失，血沉下降至 25mm/h，尿蛋白（−），精神食欲俱佳。效不更方，继续以此方加减治疗 1 年余病情好转。

此例患者以滋补肝肾、活血化瘀、清热解毒、温阳散寒治疗获效，方药虽多，但条理清晰，诊断明确，用药合理，疗效突出。二诊方中杞菊地黄汤滋阴补肾、清肝明目，既可治疗高血压，又可治疗狼疮性肾炎是为治本也，亦为君药；菟丝子、淫羊藿、女贞子、旱莲草、虎杖乃克狼汤，菟丝子、淫羊藿补肾阳，女贞子、旱莲草滋肾阴，虎杖清热解毒，补肾清热，克制狼疮为臣药；桃红四物汤活血化瘀，是为兼治。如关节疼痛、面部红斑、下肢红斑、皮肤粗糙、舌质暗红等均属于脉络瘀阻症状；三七、水蛭两味药为方中之灵魂，既加强了桃红四物汤之疗效，又可改善肾脏血液循环，减轻尿蛋白，为裴正学教授治疗慢性肾炎之常用药；金银花、连翘、蒲公英、败酱草清热解毒，既可降血沉又可消蛋白，共为佐药；川乌、草乌、细辛、马钱子温阳散寒，为裴正学教授治疗关节疼痛之主药，亦为治疗自免病之使药。

五、古今各家学说列举

《金匮要略》中提出"阴阳毒"，其临床表现："阳毒之为病，面赤，斑斑如锦纹，咽喉痛，唾脓血""阴毒之为病，面目青，身痛如被杖，咽喉痛"，与 SLE 常见的皮损、关节痛、发热、咽痛、出血等症状颇相似。后世医家对类似本病之论述不多。至清代，温病学派兴起，论述的"温毒发斑""阳毒发斑"，似同本病发病机理相似。至肾脏受损，出现浮肿等症状，则又属"水肿""虚劳"范畴，其病机正如《诸病源候论》所谓："肿之生皆由风邪寒热，毒邪客于经络，使血涩不通，瘀结而肿也。"

罗氏将其分为湿热瘀阻证、肝肾阴虚证、脾肾阳虚证，分别选用四妙散合化斑汤、五子汤、麻黄附子细辛汤加减治疗。

叶氏等对热毒炽盛证选用犀角地黄汤加减，脾肾阳虚证选用真武汤加减，阴虚内热证选用二至丸合大补阴丸加减，并在每证中加用蜈蚣、白花蛇舌草、乌梢蛇、半枝莲、紫草等，治疗 74 例，完全缓解 24 例，显著缓解 34 例，部分缓解 13 例，有效率 95.9%。

杜氏等将辨证分为热毒蕴肾、阳虚水泛、脾虚胃浊上逆三型，分别予以清解活利汤、真武汤、小半夏汤合旋覆代赭汤加以论治。

郑氏分为热毒炽盛、阴虚内热和气阴两虚三型，分别以清热解毒、凉血止血、养阴清热和益气养阴活血治疗40例，总有效率90%。

茅建春：陈湘君从辨证论治、扶正调整免疫及内外合治、灌肠通腑三方面治疗狼疮性肾炎。

庞学丰等：观察辨证分型论治配合激素治疗狼疮性肾炎的疗效。采用辨证分为3型（热毒炽盛型、肝肾阴虚型、脾肾阳虚型）论治配合激素治疗本病46例，并设对照组对比。结果：治疗组总有效率93.5%，对照组总有效率76.2%。治疗组优于对照组（$P<0.01$）。

李兴锐等：探讨清热活血化瘀中药煎剂对狼疮性肾炎（LN）临床疗效。选择LN患者60例随机分为治疗组与对照组各30例，两组均采用激素的标准疗程加环磷酰胺冲击治疗，治疗组在此基础上加服清热活血化瘀中药煎剂治疗。治疗半年后，观察治疗前后两组人血白蛋白、24h尿蛋白定量变化及副作用情况。结果：两组的缓解率分别为93.10%、71.43%，两组比较有显著性差异（$P<0.05$）；两组副作用发生率分别为49.5%、19.5%，两组比较有显著性差异（$P<0.05$）。清热活血化瘀方案联合西药治疗狼疮性肾炎具有明显优势，且能降低西药的副作用。

苏晓等：认为治疗应养阴清热、凉血活血，采取分组对照研究，中医组予自拟养阴清热、活血利水中药组方，西医组予环磷酰胺，中西医结合组予环磷酰胺联合自拟养阴清热、活血利水中药组方。方中生地黄滋阴养血，丹参活血化瘀，接骨木舒经活络，积雪草、猫爪草清热解毒。结果：中西医组在降低 24 h 尿蛋白、红细胞沉降率等方面较单纯中药和单纯西药疗效更显著，差异具有统计学意义（$P < 0.01$）；与单纯西医组相比，单纯中医组和中西医结合组不良反应发生率更低，差异具有统计学意义（$P < 0.05$）。

易建革：采取随机对照研究，对照组予强的松或环磷酰胺，治疗组在对照组基础上予犀角地黄汤清热解毒、滋补肝肾。治疗组总有效率为 93.75%，高于对照组的 75.00%，两组间疗效比较差异具有统计学意义（$P < 0.05$），两组间实验室指标改善差异具有统计学意义（$P < 0.05$）。

王超等：汤水福认为治疗应清热解毒、凉血活血，方用自拟清热活血汤加减。方中半枝莲、白花蛇舌草、鱼腥草清热解毒，紫草、丹参、桃仁活血化瘀，益母草、赤芍、牡丹皮清热凉血，石韦、薏苡仁、玉米须利水消肿。

党智杰：探究参芪地黄汤加减治疗缓解期狼疮性肾炎气阴两虚兼血瘀症的临床疗效。将狼疮性肾炎气阴两虚兼血瘀症的 76 例患者作为研究对象，按照双盲法将其分为对照组与研究组；对照组行常规西药治疗，研究组则在西药治疗的基础上行参芪地黄汤加减治疗，比较两组的临床疗效。结果：研究组的治疗总有效率（92.11%）比对照组的治疗总有效率（71.05%）高；研究组 SLEDAI 指数、VEGF 指数低于对照组，ESR、Scr、TP/24 h 等水平也低于对照组（$P<0.05$）。在西医治疗的基础上，对缓解期狼疮性肾炎气阴两虚兼血瘀症患者行参芪地黄汤加减治疗，有助于提升临床治疗效果，并有效

改善患者实验室指标，应用效果显著。

朱宝：采取对照研究，对照组予环磷酰胺，治疗组予雷公藤多苷片联合环磷酰胺辨证施治LN。发现治疗组总有效率为97.50%，对照组为77.50%，治疗组疗效好于对照组（$P < 0.05$）。

六、结语

狼疮性肾炎西医治疗主要依靠糖皮质激素和免疫抑制剂，疗效不佳且易复发。本病临床表现多为虚实夹杂，本虚而标实，急性期以热毒炽盛、痰瘀互结、经络阻隔，湿热内伏为病机特点，但仍以脏腑气血失和、肝肾亏虚为本。发病时，虚实互见，寒热错杂。裴正学教授治疗此病以滋补肝肾、养阴生津、活血化瘀、祛风除湿、清热解毒为治疗法则，常用的经验方有桂枝芍药知母汤、克狼汤、保元汤、桃红四物汤、复方益肾汤、复方桑枝汤、川草乌合剂等，克服了因长期使用激素而造成的副作用，提高了临床疗效。

第八章　肾结核

肾结核是由结核杆菌引起的肾脏炎症。肾结核在泌尿系疾患中占 14% ~ 16%，在肾切除病例中占 60% ~ 70%。人类对结核病的认识较早，远在公元前 400 年古希腊学者 Hipporates 对"痨病"就有描述。中国出土的汉墓医简中就有最早描述泌尿及男性生殖系结核的详细记载。

一、生理病理

肾结核的原发病灶绝大部分在肺部，少数病人可由盆腔生殖系结核、骨结核引起。其主要经血行播散，也可经淋巴道。其发病年龄与肺结核相似，多见于青壮年，以男性为多。在未经有效治疗的肺结核中，并发肾结核者占 4% ~ 8%。

经血行播散的结核杆菌在肾皮质的肾小球引起粟粒性结核病灶，但大多可自愈。当机体抵抗力下降时，病灶不愈合，经肾小管侵犯肾髓质形成结核性肉芽肿，常潜伏多年后才干酪化而扩散。故肾结核出现症状时，肺结核原发病灶多已钙化。由于结核菌的播散多为血行性，故早期常为双侧病灶，但双肾病灶的发展不一致，故临床上 90% 的病例表现为单侧肾结核，干酪样病灶在肾乳头溃破后形成空洞或纤维钙化，引起肾小盏颈部疤痕狭窄，造成肾盏闭合性脓腔。结核菌随尿流播散，可引起肾盂、输尿管和膀胱结核，出现膀胱纤维化，挛缩性膀胱，容量减少。当结核侵犯膀胱三角区时，可使健侧输尿管口狭窄及闭锁不全，继发健侧肾脏感染和积液。

男性患者并发殖系结核，尿道可因结核并发狭窄；女性则伴有附件及盆腔结核。

二、诊断

（一）临床表现

早期无明显症状，当病灶由肾实质向肾盂穿破后，可出现膀胱刺激征，或无痛性血尿，是肾结核最常见的首发症状，可占75%。所以临床上对长期存在的慢性膀胱炎症并逐渐加重时应考虑肾结核。腰痛，以钝痛为主，体检时38%有肾区压痛或叩击痛。全身症状可表现消瘦、潮热、盗汗等。晚期影响对侧时可出现肾积水，严重者出现肾功能衰竭。本病并发附睾、精囊、前列腺结核者占30%～40%，且容易并发普通细菌引起的尿路感染和肾结石。

（二）理化检查

尿呈酸性，可有轻中度蛋白尿，镜下以红细胞为主或红、白细胞同时存在，24h尿沉渣中可找到抗酸杆菌，阳性率达70%。但应注意，耻垢杆菌污染尿液易导致假阳性，故不能依靠一次阳性结果，尤其不能依靠找到几个抗酸杆菌便确定诊断。送检晨起第一次新鲜尿较24h尿标本的阳性率高，为排除假阳性，可反复多次检查方有意义。对可疑肾结核患者，在用抗结核治疗前，连送三次尿作培养，阳性率达80%～90%，对诊断有重要意义。动物接种对诊断也有较大意义。

常用静脉肾盂造影（IVP）诊断，早期可完全正常，或表现为一个或多个肾小盏扩张变形，杯口变钝和边缘不齐，与慢性肾盂肾炎不易区别。随着病情进展，63%～90%的病例出现异常，肾小盏内形成空洞，肾脏干酪化区出现散在钙化阴影，晚期整个肾脏可钙化（自截肾）。输尿管呈串珠样改变或钙化。尿路造影对诊断有帮助，阳性率达60%～90%，但对早期诊断价值不大。近年来，许多文献报道，用尿路造影发现有广泛肾实质性改变的肾组织超声波检查仍保持正常超声影像。有学者认为，超声波正常而尿路造影不显影，应考虑肾结核可能。然而，因为其没有特异性，对可疑肾结核的检查，并不常规应用超声波。CT对肾结核的诊断有重要意义，可提供病肾的结构和功能资料，并有助于肾结核与肾及肾上腺肿瘤的鉴别。CT对诊断肾内播散和肾周脓肿亦有重要价值。另外，结核菌素纯净蛋白衍化物（PPD）皮肤试验阳性率达95%，可作为筛选试验之一。

（三）诊断标准

（1）多发于20～40岁，进行性尿频、尿急、尿痛，脓尿和血尿，严重者可致尿失禁。

（2）尿常规检查为酸性尿，有少量蛋白，有红、白细胞或脓细胞，普通细菌培养阴性。

（3）24h 尿沉渣中查到抗酸杆菌。

（4）膀胱镜检查可在输尿管口附近看到有黏膜充血，或有结核结节、溃疡，严重者膀胱黏膜广泛充血，结构不清，膀胱容量过小时忌做此项检查。

（5）肾盂造影可见肾盏边缘如虫蚀样或空洞形成，晚期患侧不显影，对侧肾和输尿管可有积水现象。

（6）同位素核素肾图检查判定双侧肾功能。

（7）可伴发生殖系结核或并存有其他器官结核。

对肾结核如能早期做出诊断，早期治疗常可治愈。若发现过晚，肾已严重受损或输尿管狭窄，虽经化疗，也不能免除手术治疗。肾结核起病潜隐，常易忽视，据报道 70% 的病例第一个症状出现一年后，才能得到正确诊断。能否早期诊断，有赖医生的警惕性，凡有下列情况时要考虑肾结核的可能：① 不明原因的脓尿和 / 或血尿；② 不明原因的膀胱刺激症；③ 有尿路感染症状而普通细菌培养多次阴性；④ 尿路感染经抗菌治疗后尿菌阴转，但仍有膀胱刺激症或尿沉渣异常。

（四）鉴别诊断

1. 肾盂肾炎

本病急性期出现膀胱刺激症，经恰当的抗菌药物治疗后，短期内症状消失、菌尿阴转。而肾结核膀胱刺激症长期存在，并渐进性加重。但当肾结核并发肾盂肾炎（并发率为 12% ~ 50%）时不易鉴别，需依赖实验检查及辅助检查。

2. 各种原因血尿

不伴有慢性膀胱刺激症，无脓尿。

3. 肾结石

肾绞痛，常放射至下腹部、腹股沟、外阴及大腿内侧。可出现排尿异常、尿流中断、尿闭或尿砂排出，尿路平片发现不透光结石影。

三、治疗

1. 一般护理

有发热、血沉增快时，应卧床休息，热退后可户外轻度活动。有尿即尿，尽量排空小便。饮食宜营养丰富，高蛋白与含多量维生素 B_1、B_6、C、D 等，并宜多进骨髓汤、鱼骨汤等多钙食品。阴虚火旺显著者，忌食辛辣之品。

2. 抗痨疗法

多先用三联：异烟肼每日 0.3g 顿服，利福平每日 0.6 顿服，乙胺丁醇 25mg/（kg·d）顿服，疗程 6 个月。6 个月后再用二联治疗 1 年，总疗程 1.5 年。近年，GOW 报告 4 个月短程治疗方案有可喜苗头。即初 2 个月（加强化疗期）异烟肼、利福平和吡嗪酰胺每日给药，后 2 个月（继续化疗期），异烟肼和利福平每周给药仅 3 次。治疗期间，应每月复查一次尿常规及尿结核菌培养，每 3 个月做 1 次 IVP，以便及时发现在治疗过程中是否发生输尿管狭窄。化疗完毕，至少追踪 1 年，以至钙化灶和肾功能稳定。如有复发，要再按药敏情况给予联合化疗。

3. 手术疗法

适应证：①一侧肾病变严重，估计化疗不能消灭结核菌而恢复肾功能，而对侧肾功能无明显损害者；②进行性输尿管狭窄，造成尿路梗阻者；③肾血管受腐蚀，导致严重尿路出血者；④肾结核闭合性脓腔，或有顽固性瘘管者。对双肾结核者，纵使有手术指征亦应暂缓手术。应化疗至病情稳定或有一侧肾显著好转后，才做手术。手术前后必须进行化疗。

四、裴正学教授诊疗经验

（一）裴正学教授治疗肾结核总的思维方法

裴正学教授认为本病病因病机围绕着外感邪毒痨虫，内伤气阴两方面，导致阴虚火旺，气阴两虚，气不摄血，湿热下注的虚实夹杂证候。外感邪毒痨虫内侵，腐蚀肺叶，肺失清肃，肺痨失治误治，母病及子，肾精亏损。痨虫致病最易伤阴动火，故有"劳瘵主乎阴虚，火盛金衰"之说。肺肾阴伤，故出现潮热、盗汗、五心烦热、消瘦等症，正气的强弱不仅是本病发病的关键，也是传变、转归的决定性因素。"人能平时爱护元气，保养精血，瘵不可得而传。"因此，若禀赋不足，肾气亏虚，或忧思劳倦，伤及肝肾，或饮食不节，伤及脾胃，湿热内生，致气血津液化生不足，痨虫乘虚而入。湿热注于下焦，客于肾府膀胱，侵蚀肾脏，发生本病。故见尿频、尿急、尿痛缠绵难愈，伴尿血、乏力、气短、纳差、腰膝酸软等症。

裴正学教授认为在治疗上应注重整体与局部，扶正与祛邪，治标与治本相结合。以健肾利湿为基本大法。以养阴滋肾，健脾益气等增强机体抵抗力为主，以清热补肾，止血通淋，消除症状为辅。同时，结合现代科研成果，配用百部、白芨、鹿角胶、夏枯草、黄柏、知母等杀痨虫抗结核有效之药。

（二）裴正学教授治疗肾结核辨证及用药

1. 阴虚火旺

证见：尿频、尿急、尿痛，甚者血尿或夹血块、瘀块、腰膝酸软，眩晕耳鸣，潮热盗汗，舌红苔少，脉细弱或细数。

治则：滋阴、降火、解毒。

方药：大补阴丸合二至丸：黄柏15g，知母15g，熟地黄10g，龟板20g，墨旱莲10g，女贞子10g，水煎服，每日1剂。低热不退加银柴胡10g，黄芩10g，地骨皮10g；面赤烦躁加玄参10g，龙骨15g（先煎）；盗汗甚加浮小麦15g，糯稻根15g，牡蛎15g（先煎）；遗精加芡实10g，覆盆子15g。

2. 气阴两虚

证见：尿频量少，尿血不止，稍劳即甚，腰膝腿软，面白少华，神疲倦怠，纳呆，便溏乏力，舌淡、苔白、脉细弱。

治则：用益气养阴，扶正固本。

方药：龟鹿二仙胶：龟板胶20g（烊化），鹿角胶20g，仙茅15g，淫羊藿15g，当归15g，巴戟天15g，黄柏10g，知母10g。水煎服，每日1剂。气短、眩晕、乏力明显者加党参15g，黄芪15g，血尿甚者加参三七粉6g（分冲）、白茅根15g，仙鹤草15g。

3. 湿热毒邪下注

证见：尿频、尿急、尿痛迁延不愈，时有血尿，伴腰膝酸软，乏力，气短，纳差，舌苔黄腻或白腻，脉滑数。

治则：清热利湿，化瘀止血。

方药：八正散加减：瞿麦 15g，车前子（包煎）30g，大黄 9～15g（久煎），枸杞子 6～10g，滑石 15g（包煎），土茯苓 15g，炙甘草 15g，萹蓄 15g，白茅根 30g，茜草根 15g，百部 15g。水煎服，每日 1 剂。还可酌加二妙散。

（三）裴正学教授治疗肾结核主要用方解析

肾结核是一种常见的肺外结核。近年来随着肺结核发病率的增高，肾结核的发病率也有所增高，目前西医学对本病的治疗只有抗结核药物，但其副作用较大，患者很难耐受，且易造成其他脏器损害。患者对中药则相对容易耐受，且副作用较小，有一定的疗效。裴正学教授认为肾结核属中医"肾痨"范畴。现代医学治疗肾结核，仍然用吡嗪酰胺、乙胺丁醇、利福喷丁等抗结核药物，虽然疗效确切，但其副作用较大；裴正学教授以清热解毒、抗痨通淋法拟方，标本兼治，收效显著。方中蒲公英清热解毒，利湿通淋；马齿苋清热解毒；功劳叶清肺，止痨咳，杀虫；猫爪草治瘰疬，肺结核，疟疾；青蒿清虚热，除骨蒸，解暑，截疟；车前子利尿通淋；瞿麦利尿通淋，活血通经；萹蓄利尿通淋，杀虫止痒；猪苓利水渗湿；紫花地丁清热解毒，消痈散结；黄芩泻实火，除湿热；甘草调和诸药。现代药理研究表明：功劳叶、猫爪草、青蒿对结核杆菌有明显的抑制作用；百部、小蓟对人型结核杆菌有明显抑制作用；车前子、瞿麦、萹蓄有明显的利尿作用；蒲公英、紫花地丁、黄芩有消炎作用，并有抑制结核杆菌生长的作用；猪苓有利尿作用，也有抑制结核杆菌生长的作用；马齿苋有清热消炎的作用。诸药合用，能够有效抑制结核杆菌的繁殖、活动，逐步杀灭结核杆菌，从而达到促进病变组织纤维化、钙化目的。

（四）裴正学教授治疗肾结核验案举例

例1：陈某某，男，36岁，初诊2018年12月8日。

主诉：原患两肺浸润型结核，反复咯血，2012年曾在兰州市肺科医院住院治疗，经用抗结核药治疗后，病情逐渐稳定出院。2017年秋出现腰痛，夜间尤甚，尿频、尿急，严重时昼夜排尿50次左右，头眩，乏力，胃纳差，形体消瘦，不能坚持工作。尿检查发现红细胞（＋），试用抗结核药治疗数月，疗效不著。2018年春节腰痛剧增，尿频、尿急。尿检查红细胞（＋＋），并发现结核杆菌。先后经多次肾盂造影摄片，确诊为右肾结核乃再次住入兰州肺科医院，给予抗结核药物治疗3个月，病情仍不稳定。同年10月去兰州大学第二医院住院治疗，经膀胱镜检查和肾盂造影摄片，除右肾结核外，发现左肾亦患结核，不能手术，嘱患者行内科治疗。经人介绍前来裴正学教授门诊就诊。

证见：面色黧黑，消瘦，午后潮热，夜间盗汗，尿频、尿急，一昼夜排尿50次左右，腰部疼痛，手掌红，失眠，眩晕，精神疲乏，纳差，大便秘结，腹部胀闷，脉细数无力，舌质红绛无苔。

【治则】肾阴虚证明显，治以滋阴益肾为主。

【方药】生地18g，熟地18g，枸杞子15g，炒白芍、肉苁蓉、嫩白薇、炙百部各12g，糯稻根、炙鳖甲各30g，粉丹皮9g。10剂，水煎服。

二诊：2019 年 1 月 12 日。服上方 5 剂，排尿一昼夜减为 30 次左右，潮热、盗汗减轻，睡眠明显好转，精神转佳。服完 10 剂后，尿频尿急、腰痛腹胀、潮热盗汗又有不同程度减轻，胃纳增，大便一两天一行，干结难解。尿检查红细胞（＋）。脉细，舌质红绛转淡，舌苔薄。阴虚征象改善，肾病有所好转，消化功能渐复，再用膏剂巩固疗效。

组方：生地、熟地、炒白芍、肉苁蓉、桑葚子、淮山药各 300g，生牡蛎、煅牡蛎各 360g，山茱萸 150g，五味子 75g，糯稻根 750g，地骨皮、枸杞子、白薇各 200g，炙甘草 60g，夜交藤 600g，金樱子、阿胶（另烊化）360g，龟板胶（另烊化）120g。上药水浸一宿，煎 3 次，取汁去渣，入阿胶、龟板胶，以白蜜 1500g，白糖 1000g 同收膏。一日 3 次，每次 1 匙，开水冲服。约 50d 服完。另用海狗肾 60g，黄狗肾 90g，切片微焙后研细粉，一日 3 次，每次 9g，开水送服。

三诊：2019 年 3 月 2 日。服上药后，小便次数已近正常，腰痛大减，潮热盗汗消失，胃纳与精神均转佳，大便每日 1 次，已不干燥。脉细尺弱，舌质正常，舌苔薄，尿常规检查数次均基本正常。病情逐渐趋佳，用药仍主前方，巩固疗效。原膏方中加陈皮 90g，煎服法同前。患者自服完上方后，临床症状完全消失，多次尿常规检查及结核杆菌检查均阴性，眠食、二便均正常，体重增加，重返工作岗位。随访 1 年余未复发，身体健康。

例 2：赵某，女，40 岁。

主诉：2016 年 3 月无明显诱因出现尿频、尿痛，诊断为尿路感染，曾先后应用 β-内酰胺类、大环内酯类药物抗炎治疗，病情每于抗炎治疗后好转，劳累、受凉后反复。既往肺结核病史 20 年，经拍摄胸片证实目前已痊愈。

证见：尿痛、尿频，周身乏力，尿道灼热疼痛，腰酸痛，左侧肾区压痛，双侧肾区叩击痛。舌质淡红，苔薄黄，脉沉弦。肾 CT 回报：左肾上极低密度影；尿培养中见结核杆菌。因患者既往有肺结核病史，故怀疑其肾结核的可能性大。结核菌素试验强阳性，结合肾 CT 所见，诊断为肾结核，予吡嗪酰胺、乙胺丁醇、利福喷丁等药物抗结核治疗，并配合维生素 C、维生素 B_1、维生素 AD 及复方益肝灵、肌苷片口服保肝治疗；患者用药 1d 后尿量急剧减少（24h 尿量约 400mL），急检肾功能未见异常，考虑尿量减少由抗痨药物副作用所致，故立即停用抗结核药物，拟单纯应用中药治疗。中药汤剂以标本兼顾为原则，以清热解毒、抗痨通淋为法。

【方药】车前子 15g，瞿麦 15g，萹蓄 15g，紫花地丁 15g，蒲公英 30g，猪苓 15g，马齿苋 30g，功劳叶 15g，猫爪草 15g，百部 15g，青蒿 15g，甘草 10g。上方加水适量，日 1 剂，水煎取汁 200mL，分早晚 2 次口服。

二诊：服药 2 个月，复查尿常规正常，尿路感染痊愈。结核菌素实验阳性。药已中病，守方加减：车前子 15g，黄芩 15g，紫花地丁 15g，蒲公英 20g，猪苓 15g，马齿苋 20g，功劳叶 20g，猫爪草 20g，百部 15g，青蒿 15g。

三诊：继服 3 个月后，结核菌素实验弱阳性。继续守方加减：大蓟 20g，黄芩 15g，小蓟 20g，蒲公英 20g，猪苓

15g，马齿苋 15g，功劳叶 20g，猫爪草 20g，百部 15g，青蒿 15g。

四诊：又坚持服药 3 个月。复查结核菌素实验阴性。为巩固疗效嘱患者按上方中药剂量，按比例研末口服。服药 1 个月后查结核菌素实验阴性。后随访复查 2 次，均为阴性。肾结核临床告愈。

例 3：牛某，女，42 岁，初诊 2019 年 5 月。

主诉：2018 年 5 月开始自觉腰痛，尿频，尿痛，在当地医院诊断为泌尿系统感染，经注射青霉素和口服氟哌酸胶囊治疗，但疗效不佳，随后出现血尿，有时尿如米汤，混浊不清。当年 9 月经兰州某医院 X 线照片和血液、尿液化验，确诊为肾结核，并用链霉素、利福平、雷米封等抗痨药物治疗半年，疗效欠佳。患者由于服药期间出现耳鸣、耳聋、腿软、头晕等症状，故来我院门诊。

主诉:腰痛，发热，腿软，头晕，耳鸣，耳聋，口渴，心烦，心悸，盗汗，尿色红，有时尿如米汤。查体：舌质红，舌尖红，少苔，脉细数。T37.9℃，面色憔悴，呆痴无神，形体消瘦，头往前倾，毛发稀疏，枯萎无光泽，语言清晰，语音低微。X 线胸片示右上肺斑状密影，右肺门稍抬高，两肺纹理较粗乱。血常规正常。尿呈酸性，少量蛋白，红细胞 ++，脓细胞 +。既往有肺结核病史。

【西医诊断】肾结核。

【中医辨证】为肾阴虚。

【方药】方药六味地黄汤加减。

　　熟地 15g，山药 12g，山茱萸 10g，茯苓 10g，泽泻 10g，丹皮 10g，枸杞子 15g，麦冬 10g，太子参 10g。每日 1 剂，水煎，2 次分服。服药期间嘱患者忌食辛辣燥性之物和烟酒。7 剂后患者精神大振，诸症减轻，但仍有血尿，故易熟地为生地，加地榆炭、藕节炭各 10g，再服 7 剂后患者尿血消失，诸症悉除。为巩固疗效，仍用原方加熟地 15g，去生地、地榆炭、藕节炭，继服半月，诸症悉除。

　　《素问》云："正气存内，邪不可干，邪之所凑，其气必虚。"因患者原有肺结核病史，结核杆菌可经血液侵入肾脏，另外患者腰痛发热达 1 年之久，热邪扰肾耗伤人体精血，故出现一系列肾阴虚之症。阴虚不足生内热，则见低热；阴虚火旺逼津外泄，则盗汗；肾阴虚，精不上输，虚火上扰，故头晕、耳鸣、耳聋；肾主骨，生髓充脑，肾精不足，脑髓空虚，故见前倾，腿软，呆痴无神；阴虚则血热妄行，故血尿；热邪伤津耗液，精血来源受阻，则形体消瘦，毛发枯萎；水不能上输于心，故口渴，心烦，心悸；小便混浊如米泔，则为气化失调所致；舌质红，舌尖红，脉细数，乃阴虚内热之象。治疗上根据《素问》"谨察阴阳所在而调之，以平为期"之治疗原则调整阴阳，故投以六味地黄汤加减治之。方中熟地补血滋阴，生精益髓，山药补益脾阴而固精，山茱萸补益肝肾，涩精敛汗，三药合用以达三阴并补之功；茯苓淡渗利湿以助山药补脾，使山药补而不滞；泽泻清泄肾火，宣泄肾浊并防熟地之滋腻，使补中有通；丹皮清热凉血，清血中伏热，善治骨蒸痨热，制山茱萸之温热，使之补而不涩；熟地易生地，重在清热凉血，清血中伏热，滋阴降火；加地榆炭、藕节炭重在敛血止血，使血尿消失；加枸杞子补肾益精，养肝明目；加麦冬养阴清热，生津除烦；加太子参益气生津，以鼓舞肾气。诸药合用，共同达到滋补肾阴、清热降火的目的，使其先天之本得养，肝肾真阴得滋，肾阴肾阳得以调节平衡，故疗效满意。

五、古今各家学说列举

本病属祖国医学"淋证""痨瘵""血尿"范畴。早在《黄帝内经》中记载了类似本病的慢性衰弱证候，如《素问·玉机真脏论》说："大骨枯槁，大肉陷下，胸中气满，喘息不便，内痛引肩颈……"《中藏经·传尸》中认识到本病的传染性，称"传尸者，非门相染而成也"。《仁斋直指方》更谓"瘵虫食入骨髓，血枯精竭者，不救也，人能平时爱护元气，供养精血，瘵不可得而传"。说明了前人对正气亏损，精血不足以及结核杆菌侵袭致病的认识。前人对瘵病的病机研究卓著者首推元·朱丹溪，《丹溪心法·痨瘵·附录》说"盖瘵之由，因人之壮年，气血空聚，精液充满之际，不能保养性命，酒色足贪，日夜耽嗜，无有休息，以致耗散真元，虚败精液……""痨瘵主乎阴虚""殊不知大寒则愈虚其中，大热则愈竭其内"为痨病的治疗用药，提出了应忌大寒大热之品的宝贵经验。李中梓《医宗必读·虚痨·传尸痨瘵》进一步提出"补虚以补其元，杀虫以绝其根"的治疗大法。《理虚元鉴》总结出的治虚经验为，治虚有三本，肺脾肾是也，肺为五脏之本，脾为百骸之本，肾为性命之根，治肺、治脾、治肾，治虚之道毕矣。指出了治疗本病的原则。古人对肺痨的论述颇多，本病大多数亦由肺痨而得，二者在病因、病机方面有共同之处，即外感邪气，痨虫内侵，正气虚弱，伤阴动火，酿湿生热。不同之点在于本病以下焦湿热，火邪伤络，气不摄血为主，多表现脾肾亏损，气阴两伤。

苏氏采用中医药治愈结核病1例，经抗痨治疗收效不佳后，中医辨证为肾阴虚，以滋阴益肾为主，治疗3月余而愈，随访10年余疗效巩固。

苏氏治疗肾结核分三期：①早期：证见尿频、尿急、尿痛或血尿、舌淡、苔黄腻、脉滑数，辨证属下焦湿热，予泻火利湿法，方用龙胆泻肝汤加减：龙胆草、柴胡、生地黄、木通、泽泻、车前子、川牛膝、夏枯草，水煎服，每日1剂。②中期，尿浊腰酸、失眠、头晕、耳鸣、咽干、盗汗、潮热遗精，舌红，少苔，脉细数等肾阴渐耗，阴虚火旺证，治以滋阴补肾壮腰，方用六味地黄汤合滋肾汤化裁；熟地黄、山药、山茱萸、丹皮、茯苓、泽泻、知母、黄柏、肉桂、川牛膝、川续断、菟丝子、鹿角霜、鹿角胶、龟板、蛤蚧、车前子、白芨、百部、何首乌作汤剂或蜜丸，每服9克，每日3次。同时配服犀角地黄丸，药味为：牛黄1g，麝香5g，乳香、没药各30g，每服1.5g，每日3次。③后期：身体虚赢形寒肢冷，神疲便溏，腰酸困痛，小便淋漓，甚或不禁，舌淡红、苔白、脉细弱、尺沉等肾阴阳俱虚证，方药济生肾气丸加味：熟地黄、山药、山茱萸、丹皮、泽泻、茯苓、肉桂、制附片、车前子、牛膝、知母、黄柏、龟板胶、鹿角胶、白芨、百部、川续断、杜仲、菟丝子、炙黄芪、夏枯草共为末蜜丸（或作散剂），每丸10g，每服1丸，每日3次。经验证明，知柏地黄汤、济生肾气丸加减方及犀黄丸对肾结核有明显疗效。应用上法，苏老（陕西岐山苏文海名老中医）治愈自己肾结核，后又治愈了二例经手术切除一侧肾脏而另一侧肾脏又出现结核的患者。

云卫方等：采用中西医结合治疗肾结核尿毒症21例，他认为在抗结核及血透的基础上结合中医治疗肾结核尿毒症是较为理想的方法。在全程、规范应用抗结核药物治疗的基础上，配合中医辨证论治，取得较好的疗效。

刘氏治疗顽固性肾结核1例：某男，37岁。西药予异烟肼、利福平、乙胺丁醇三联方案全程化疗，中药用金匮肾气丸加味，前后用药40余天，症状控制良好。考虑到以往用一般温肾药远期疗效不好，且患者肾阳虚现象明显，故进一步治疗拟用性味厚重之壮阳药，选《济生方》之菟丝子丸加味：菟丝子、枸杞子、煅牡蛎、肉苁蓉各200g，鹿茸、附片、山药、五味子、乌药、杜仲、牛膝、益智仁、桑螵蛸各100g，鸡内金50g。上药共研细末，炼蜜为丸，每丸重6g，每次1丸，每日3次。带药回家调治。中西药服完后均停药，随访5年，病情一直无反复。

毛氏治疗肾结核1例。某女，42岁，用链霉素、利福平、雷米封等抗痨药物治疗半年，疗效欠佳。中医辨证为肾阴虚。治以六味地黄汤加减。药用：熟地黄15g，山药12g，山茱萸10g，茯苓10g，泽泻10g，丹皮10g，枸杞子15g，麦冬10g，太子参 10g。每日 1 剂，水煎，两次分服。服药期间嘱患者忌食辛辣燥性之物和烟酒。7 剂后患者精神大振，诸症减轻，但仍有血尿，故易熟地黄为生地黄，加地榆炭、藕节炭各 10g，再服 7 剂后患者尿血消失，诸症悉除。为巩固疗效，仍用原方加熟地黄 15g，去生地黄、地榆炭、藕节炭，继服半月，诸症悉除。

毛红兵：通过辨证后以六味地黄汤加减治疗肾结核患者腰痛、发热等症状。治疗后患者精神振作，症状减轻或消失，后期巩固治疗，诸症悉除。

孙建国等：以清热、解毒、通淋法治疗患者尿痛、尿频、腰酸痛，左侧肾区压痛，双侧肾区叩击痛等 1 年余，后期随访复查结果均阴性。

赵澎涛等：根据患者尿急、尿频、尿血的症状，自拟抗结核利尿汤治疗肾结核，结果发现患者症状有了不同程度的改善或消失。

刘永猛：采用中西医结合治疗肾结核 35 例，结果全部治愈，1 年半后复发 2 例，复发率为 6%。

王玉等：将肾结核分为肾阴不足、阴虚火旺、气阴两虚、精气亏损、膀胱实热、脾肾阳虚、肾阴阳两虚 7 个证型，分别采用不同的方药进行治疗，取得了一定的效果。

六、结语

近年来，随着结核检测手段的不断发展，肾结核的发现较前明显增多，其中无症状肾结核发现越来越早，且早期治疗，预后较好；耐药型肾结核目前诊断的较少。在治疗上，除了运用特效抗结核药物早期、联合、足量、规律、全程治疗外，耐药结核病是目前面临的世界难题，西药研究的滞后，从某种程度上限制了结核病治疗的发展。中医药除了可以减轻患者的症状及结核药引起的副作用外，还可以提高机体免疫力，促进病灶吸收，使患者早日康复。

裴正学教授认为肾结核属中医"肾痨"范畴。现代医学治疗肾结核，仍然用吡嗪酰胺、乙胺丁醇、利福喷丁等抗结核药物，虽然疗效确切，但其副作用较大，裴正学教授以清热解毒、抗痨通淋法拟方，标本兼治，收效显著。

第九章　急、慢性肾功能衰竭

肾功能衰竭分为急性肾功能衰竭和慢性肾功能衰竭。急性肾功能衰竭（简称 ARF）（又称急性肾功能不全），是由多种病因引起的急性少尿（< 400mL/d）或无尿（< 100mL/d），使肾脏丧失对水、电解质及酸碱平衡的调节，不能排泄氮质代谢产物，迅速引起氮质血症，水、电解质紊乱，代谢性酸中毒，并由之而出现全身多系统功能障碍的一组临床综合征，故又称急性肾衰综合征。广义的急性肾功能衰竭，按发病原因可归纳为肾前性、肾性和肾后性三种情况，狭义的急性肾功能衰竭，则是指由急性肾缺血或急性肾中毒引起的急性肾小管坏死。慢性肾功能衰竭（简称慢性肾衰）（CRF），是由多种慢性肾脏疾病或累及肾脏的全身性疾病所致的慢性肾功能减退，以及由此产生的肾脏排泄代谢废物和调节水、电解质、酸碱平衡等功能障碍而表现出的临床综合征（尿毒症）。

一、生理病理

ARF 的发病原因包括：①急性循环衰竭：如大量出血、大面积烧伤、严重吐泻失水、严重感染、过敏、创伤（挤压综合征）、手术、严重心衰或心律失常等引起的休克（2h 以上），以及各种原因所致的急性血管内溶血疾病和横纹肌溶解症导致肾脏缺血。②各种肾中毒以及肾实质病变：前者包括药物中毒如氨基甙类抗生素、非类固醇类消炎药；重金属盐类中毒如金、汞、砷、铋等；生物毒素中毒如蛇毒、蜂毒、生鱼胆等；放射诊断使用的含碘造影剂中毒。后者包括：原发性和继发性肾小球疾病；肾血管疾病如恶性高血压、妊娠高血压、动静脉血栓形成、弥漫性血管内凝血等；肾间质性疾病，如药物过敏所致的急性间质性肾炎、急性肾乳头坏死、急性肾盂肾炎等。③各种原因所致的尿路梗阻，以肾结石最为多见，其次为肿瘤、粘连、血块阻塞、前列腺肿大等。

根据近年来国内外文献报道，各种原发病引起 ARF 的发生率为：外科大手术和严重创伤引起的占 45% ~ 58%，内科疾病引起的占 30% ~ 40%，产科占 5% ~ 10%。

由于引起 ARF 病因繁多，所以病理机制也就复杂多样。一般认为在急性缺血型 ARF 初期，主要是由于肾小血管收缩引起肾血流量减少，特别是肾皮质的血流量减少，导致肾小球滤过率明显下降，引起少尿和急性肾衰。导致肾小血管收缩的原因为：①肾素 – 血管紧张素系统活性增高；②血容量不足使血管加压物质在血液中水平增高；③肾脏前列腺环素和前列腺素 E 分泌被阻抑；④肾交感神经系统由于自动性调节而兴奋增加；⑤肾脏毛细血管的内皮细胞肿胀。

急性肾衰早期，若及时去除病因，则肾血流量恢复后，肾功能可以恢复，此时称为功能性少尿期。若缺血时间长，即使病因去除，肾小血管收缩缓解，肾血流量虽可恢复正常，但肾小球滤过率依然下降，病变持续发展。其原因为：①肾小管阻塞学说：由于缺血已造成肾小管坏死，引起管型和上皮细胞碎片阻塞了肾小管腔，使肾小囊内压增大，肾小球有效滤过压减少。②反漏学说：肾小球滤过液通过损坏了的肾小管上皮时发生"回漏"。③钙通道开放：肾缺血时皮质线粒体功能明显降低，ATP 合成减少，使细胞膜上依赖 ATP 能量的离子转运功能下降，细胞内钙聚积，线粒体钙含量过高而导致细胞死亡。④产生氧自由基：自由基可影响细胞酶的活性，使细胞膜破坏，其功能受损。⑤内皮素明显升高：使血管阻力增加。⑥肾血流分布改变：髓旁肾单位血流量明显减少。⑦神经体液因素：肾血管内皮细胞肿胀和肾血管自身调节损伤。以上几种因素单一或同时存在，促使皮质、髓质内红细胞瘀积，血管阻塞，导致急性肾小管坏死。

ARF 的病理改变可因病因、发病及病情程度不同而有差异，可自轻微病变直至肾小管坏死。一般肾脏体积增大，肾皮质苍白芨缺血，髓质血管扩张充血，肾小球缺血，肾小管上皮细胞混浊、肿胀、脂肪变性及空泡变性，继之上皮细胞发生坏死，以髓祥升支及远曲小管病变最显著。由肾实质疾病而致者，肾小球内红细胞增生常伴有纤维素样坏死及新月体形成或血栓形成；肾间质可见炎性细胞及嗜酸性粒细胞浸润，伴有间质水肿。

引起 CRF 的原发病很多，各种肾脏病变如持续发展，最终均会导致慢性肾衰，据国内资料统计：首要疾病是慢性肾小球肾炎，约占 64.4%；其次为慢性间质性肾炎，占 19%；其余顺序为：高血压性肾动脉硬化、先天性多囊肾、狼疮性肾炎、梗阻性肾脏疾病、糖尿病性肾病等。

二、诊断

（一）临床表现及理化检查

1.ARF 一般都经过少尿期（或无尿期）、多尿期和恢复期三个阶段

（1）少尿期或无尿期：一般为 7 ~ 14d，短者 2 ~ 3d，长者可达 1 月。其时间长短常与病因有关。

①尿改变：尿量急骤减少，< 400mL/d 或 17mL/h 为少尿；< 100mL/d 为无尿。尿色深且混浊。尿比重不高，常固定在 1.010 ~ 1.015，早期可达 1.018。尿检有蛋白、红细胞、白细胞、上皮细胞及颗粒管型，偶尔可见到粗大的上皮细胞管型，称肾衰管型。

②氮质血症：在 ARF 时体内氮质代谢产物迅速积聚，血肌酐和尿素氮急剧升高。其中以尿素氮升高为明显，一般每日升高 3.6 ~ 7.1mmol/L，若每日升高超过 8.9mmol/L，则为高分解代谢型。血肌酐升高在 ARF 时常不如尿素氮升高明显。

③代谢性酸中毒：由于非挥发性酸性代谢废物（如无机磷、硫酸盐等）的潴留，以及肾小管分泌氢离子、产氨的功能丧失，导致血清碳酸氢离子浓度下降，故在少尿期数日后，即可出现代谢性酸中毒。患者疲倦、嗜睡、呼吸深而快、食欲不振、恶心呕吐，甚至昏迷。

④水过多和钠潴留：在 ARF 病程中发生水肿，大多是由于补液过量，或患者因氮质血症而血渗升高，产生烦渴、多饮而引起，主要表现为头痛、嗜睡、举止奇特、共济失调、凝视、失语、意识淡漠和精神失常等脑水肿症状。随着补液，若氯化钠补充过多，又会产生钠潴留，出现水肿、高血压和心力衰竭，是少尿期的主要死亡原因之一。

⑤高钾血症：由于少尿、感染性休克、酸中毒、组织分解代谢亢进等，使血清钾升高。在循环系统表现为血压下降，心音低钝，心动过缓，心律不齐，传导阻滞，甚至可出现心脏骤停，是引起死亡的最严重的并发症，故在少尿期应多次检查心电图和测定血清钾。在肌肉神经系统失常时，表现有四肢乏力、手足感觉异常、腱反射消失、弛缓性瘫痪等。

⑥低钠血症：血清钠浓度 < 130mmol/L 以下，甚至低于 115mmol/L。引起低钠血症的原因较多，常见有因血容量增高之稀释性低钠血症，体内总钠量正常，而是体内水分过多或钠的分布异常所致。临床特点为血压正常，皮肤不皱缩，呼吸增快，体重增加，血液稀释。另一种是缺钠性低钠血症，体内总钠量减少，如呕吐、腹泻或大面积烧伤时渗液过多，导致钠盐丧失，钠泵失调，引起水分向细胞内渗透，造成细胞内水肿，影响神经肌肉功能，严重者可出现脑水肿症状，如头痛、视力模糊、血压升高、抽搐、癫痫样发作和昏迷。

⑦低血钙症：一般在 1.5 ~ 2mmol/L，其机理尚不明确，一般认为与 ARF 时,肾脏产生 1,25-（OH）2-D3 可能有障碍，降低了肠道吸收钙和协调甲状旁腺素调节血钙的功能有关。

⑧尿毒症表现：少尿期患者常有恶心呕吐、呃逆、腹泻、意识淡漠、嗜睡或烦躁不安，严重者可发生谵妄或昏迷、皮肤干燥、多汗部位常有尿素结晶出现，呼气有尿臭味。当血压升高明显时可有视网膜静脉充盈以及左心衰竭和高血压脑病症状。常有进行性贫血、出血倾向，主要表现为鼻衄、口腔黏膜及牙龈出血、皮肤瘀斑，甚至消化道出血等。

⑨并发感染：半数患者并发感染，为死亡的重要原因之一。感染可为呼吸道、尿路或伤口，常导致败血症。

（2）多尿期：少尿期过后，尿量逐渐或突然增多，当每日尿量增到1500mL以上，提示病程已进入多尿期（有称1000～2000mL为移行阶段），一般持续10d左右。患者水肿开始消退，稀血症有好转，血钠浓度逐渐回升，血压逐渐下降。患者精神和食欲均有改善，但尿素氮的下降一般较慢，一般需1周或更长时间恢复正常。在有肾病综合征、出血热病人多尿期早期尿素氮一度上升者，被认为是由于蓄积于组织内的尿素氮回收入血流所致。

在多尿期，患者的自觉症状明显好转，但由于肾功能仍未恢复，故尚未脱离危险期，仍应密切监护。特别要注意防止脱水、低钾血症以及心衰的发生，仍易并发感染。多尿期实验室检查，尿比重仍低，尿沉渣中白细胞常增多，尿蛋白和各种管型或持续存在数周至数月。血液生化指标可在1～2周内恢复正常。

（3）恢复期：多尿期过后，肾功能基本改善，尿量逐渐恢复正常，血肌酐、尿素氮等血生化检查亦恢复正常。患者由于体力消耗很大，故仍表现精神差，肌肉软弱无力，有时且有周围神经炎表现，多数患者在 3 ~ 12 个月内可完全恢复正常，但部分患者的肾功能可呈永久性损害，也可发展为慢性肾功能不全。

2. 慢性肾功能衰竭

（1）水代谢障碍症群：慢性肾衰患者由于健存肾单位减少，因而每个肾单位平均排出的溶质负荷必然增加，引起溶质性利尿。加之肾的浓缩功能差而致夜尿增多。若有厌食、呕吐或酸中毒使呼吸幅度增大，呼吸道失水增多，易致脱水。患者可出现口渴、咽燥、乏力、尿量减少。如肾功能进一步恶化，浓缩及稀释功能进一步减退，尿比重可固定在 1.010 ~ 1.012。尿渗透压在 280mOsm/kg·H_2O，与血浆相似，称为等渗尿。晚期 CFR 极度下降，尿量日趋减少，血尿素氮、肌酐迅速上升，患者烦渴多饮，易出现严重的水潴留。如此时补液不当或摄盐过多，甚至可致水中毒及急性左心衰。

（2）电解质紊乱症群

①低钠血症：CRF 患者对钠的调节功能差。由于肾小管吸收钠的功能减退，加之一些其他因素，如常服利尿剂、腹泻、长期进食无盐饮食等，易产生低钠血症。由于钠和水的丢失，引起血容量减少。失钠导致肾功能迅速变坏。故低钠常可使一个原来病情比较稳定的患者出现尿毒症症状。患者常感疲乏无力、头晕、体位性低血压、肌肉抽搐、脉细而速，严重者可发生休克。反之，如钠摄入过多，则会潴留体内，引起水肿、高血压，严重者可发生心力衰竭。

②低钙和高磷：由于患者尿磷排出减少，血磷升高。肾衰时 $1,25-(OH)_2-D_3$ 生成减少加之厌食等原因，肠道吸收钙减少，血钙降低。高血磷，低血钙刺激甲状旁腺，可致继发性甲状旁腺功能亢进。肾衰时，高血磷可抑制肾小管细胞合成有活性的维生素 $D-1,25-(OH)_2-D_3$ 而致钙盐沉着障碍，引起肾性骨病。尿毒症期患者虽有明显低钙血症，但很少发生手足搐搦，这是由于 pH 下降时钙与血浆蛋白结合减少，游离钙增加。一旦酸中毒纠正，则会出现手足搐搦症。

③低钾血症和高钾血症：由于厌食、呕吐、腹泻及利尿剂的使用，可致低钾血症。其临床表现是：四肢无力、腹胀、心律失常和腱反射迟钝等。当尿毒症患者并发感染、酸中毒或长期服保钾利尿剂，输含钾多的库存血，或严重少尿时均可致高钾血症。其临床表现是心律失常，甚至心跳骤停，以及四肢肌肉无力，手足感觉异常等。

④代谢性酸中毒：酸中毒是慢性肾衰患者的常见症状。由于肾小管生成氨，排泌氢离子及重吸收重碳酸盐的能力降低。加之腹泻失碱等因素，几乎所有尿毒症患者都有轻重不同的代谢性酸中毒。轻度代谢性酸中毒一般无明显症状。当 $CO_2-CP < 13mmol/L$ 时，才会出现明显症状，如呼吸深大而长、食欲不振、恶心、呕吐、疲乏、头痛、躁动不安，严重者可发生昏迷。严重的酸中毒可导致呼吸中枢和血管运动中枢麻痹，是尿毒症最常见的死因之一。

（3）各系统损害症群

①消化系统：是尿毒症患者最常见的早期症状，如厌食、

上腹部不适、恶心、呕吐、呃逆、腹泻、口腔有臭味、口腔黏膜溃烂、消化道出血等。其发生机理是毒性物质潴留对中枢神经的影响和尿素从消化道排出增加，引起消化系统功能紊乱和黏膜炎症所致。

②神经精神系统表现：神经、精神症状可能与毒素、水、电解质和酸碱平衡紊乱以及高血压等因素有关，其临床表现轻重不一，轻者表现乏力、头痛、注意力不集中、嗜睡、失眠。至肾功能衰竭期，会出现性格改变、记忆力减退、判断错误、反应淡漠。到尿毒症期则可有惊厥、谵妄、幻觉和昏迷等中毒性精神病表现。

③心血管系统：慢性肾衰时常并发心血管系统病变。心功能不全及心律失常是慢性肾衰的第二位死因。由于水钠潴留、肾素活性增高等原因，血压常升高。久之可使左心室肥厚扩大，进而致心力衰竭，并可引起全身小动脉的硬化。另外，尿毒症毒素可引起心肌损害，发生尿毒症性心包炎。

④造血系统：几乎所有尿毒症患者都有贫血，贫血程度与肾功能损害程度往往一致。这是由于肾衰时促红细胞生成素减少，甲基胍、胍基琥珀酸等酸性代谢产物可抑制红细胞的成熟，损害红细胞膜，使红细胞寿命缩短。尿毒症时厌食及失血也是引起贫血的原因之一。慢性肾衰时，由于毒素作用，使血小板聚集、黏附和第Ⅲ因子释放异常、数量减少。故患者常有鼻衄、牙龈出血、皮肤瘀斑、呕血、便血等出血现象。

⑤呼吸系统：由于肺充血和水肿，心腔内压和肺楔压升高，加之肺水肿，常引起咳嗽、呼吸困难。X线胸片可见肺门血

管瘀血，而周缘肺野相对清晰，呈"蝴蝶翼"状分布，称尿毒症性肺。

⑥其他：尿毒症患者由于体液免疫和细胞免疫功能均较低下，易发生各种感染，以肺部及泌尿系感染常见。有腹水者可并发自发性腹膜炎。由于反应低下，常无明显自觉症状及全身反应，故应特别注意观察发现阳性体征。尿毒症病人多有不同程度的代谢紊乱，由于蛋白合成减少，尿中丢失增多，多有明显的低蛋白血症和消瘦。病人还可有糖耐量降低、高脂血症等脂类和糖代谢紊乱。患者皮肤失去光泽，干燥脱屑。由于"尿素霜"及转移性钙化等原因，患者常有皮肤瘙痒。此外，患者还可有性腺功能减退等表现。

（二）相关检查

1.急性肾功能衰竭

（1）血液检查

有轻、中度贫血。血肌酐和尿素氮进行性上升，如合并高分解代谢及横纹肌溶解引起者上升速度较快，可出现高钾血症（ > 5.5mmol/l）。血 pH 常低于 7.35，HCO_3^- 水平多呈轻中度降低。血钠浓度正常或偏低，可有血钙降低、血磷升高。

（2）尿液检查

①尿量变化：少尿或无尿常提示急性肾小管坏死。②尿常规检查：外观多浑浊、尿色深。尿蛋白多为（ – ~ + ），常以中、小分子蛋白为主。尿沉渣可见肾小管上皮细胞、上皮细胞管型和颗粒管型，并可见少许红、白细胞等，尿比重常在 1.015 以下。③尿渗透压低于 350mOsm/kg·H_2O，尿与血

渗透浓度之比低于 1.1。由于肾小管对钠重吸收减少，尿钠增高，多在 20 ~ 60mmol/L，尿肌酐与血肌酐之比降低，常低于20；尿尿素氮与血尿素氮之比降低，常低于 3；肾衰竭指数常大于 1；钠排泄分数常大于 1。

（3）影像学检查

以 B 型超声检查最为常用。急性肾衰竭时肾体积常增大、肾皮质可增厚；而慢性肾衰竭时肾体积常缩小、肾皮质变薄。此外超声检查还有助于鉴别是否存在肾后性梗阻，上尿道梗阻时可见双侧输尿管上段扩张或双侧肾盂积水，下尿路梗阻时可见膀胱尿潴留。腹部 X 线平片、静脉或逆行肾盂造影、CT 或磁共振成像等通常有助于寻找可疑尿路梗阻的确切原因。

（4）肾活检

重要的诊断手段，对临床表现典型的 ATN 患者一般无须做肾活检。对于临床表现符合 ATN，但少尿期超过 2 周或病因不明，且肾功能 3 ~ 6 周仍不能恢复者，临床考虑存在其他导致急性肾损伤的严重肾实质疾病，均应尽早进行肾活检，以便早期明确病因诊断。

2. 慢性肾功能衰竭

（1）血常规：血红蛋白多在 40 ~ 60g/L，为正常色素正常细胞性贫血。血小板降低，在感染和酸中毒时可有白细胞升高。

（2）尿液检查：①尿渗透压降低，甚至为等渗尿，尿比重多在 1.018 以下，严重时可固定在 1.010 ~ 1.012。浓缩稀释试验，夜尿量＞日尿量，各次尿比重＜1.020，尿比重差＜0.008。②尿量减少：多在1000mL/d以下，晚期甚至无尿。③尿蛋白在＋~＋＋＋之间（与原发病和尿量有关），晚期由于肾小球绝大部分已毁坏，滤过率显著下降，尿蛋白反而减少。④尿沉渣检查：可有红细胞、白细胞、上皮细胞和颗粒管型，及粗短、均质、边缘有裂口的蜡样管型。

（3）肾功能检查：Ccr下降，Scr、BUN上升。

（4）血生化检查：血浆蛋白降低，总蛋白常在60g/L以下，白蛋白多低于30g/L，血钙降低，常在2mmol/L左右，血磷多高于1.7mmol/L，血钾、血钠随病情而异。

（5）其他：放射性核素肾图、肾扫描、腹平片、超声等检查因原发病而异，如双侧肾脏明显萎缩而外形光滑者，多提示慢性肾小球肾炎或其他弥漫性病变；如一侧肾脏明显萎缩而另侧大小尚正常者，可能为先天发育异常、慢性肾盂肾炎或单侧血管病变。

（三）诊断标准

1. 急性肾功能衰竭

（1）病史：有休克或血管内溶血、药物中毒或过敏史。

（2）在纠正或排除急性血容量不足、脱水、尿路梗阻等肾外因素后，每小时尿量≤17mL或24h尿量＜400mL者。

（3）尿比重固定在1.010左右（尿比重≤1.018高度怀疑；≤1.014有诊断价值；≤1.012可肯定诊断）。

（4）血尿素氮/血肌酐比值≤10；尿肌酐/血肌酐比值＜10；尿渗透压/血浆渗透压＜1.15；尿钠＞30mmol/L；滤

过钠排泄分数（FENa）＞1 或肾功能衰竭指数＞2。

[注] $FENa = \dfrac{尿钠 \times 血浆肌酐}{血浆钠 \times 尿肌酐} \times 100$（%）

肾衰指数（RFI）$= \dfrac{尿钠 \times 血肌酐}{尿肌酐}$

尿钠和血浆钠的单位为 mmol/L，尿肌酐和血肌酐为 μmol/L。

（5）纯水清除率测定：正常值为 –30，其值越近 0，说明肾功能衰竭程度越重。一般 –30 ～ –25 说明肾功能已有变化；–15 ～ –25 肾功能轻度、中度损害；–5 ～ 0 肾功能严重损害。这一指标常先于临床及其他实验室发现 1 ～ 3d 出现。

[注] 纯水清除率 = 尿量（h）$\left(1 - \dfrac{尿渗透压}{血渗透压}\right)$

必要时可做肾活检，但应谨慎。

2. 慢性肾功能衰竭

目前通行的 CRF 诊断标准及分期。

第 1 期（肾功能代偿期）：肾小球滤过率（GFR）50 ～ 80mL/min（临床常用肌酐清除率来代表 GFR），血清肌酐（SCr）133 ～ 177 μmol/L。临床除有原发病的表现外，无其他症状。

第 2 期（肾功能不全失代偿期）：GFR50 ～ 20mL/min，SCr186 ～ 442 μmol/L。可出现夜尿多，浓缩稀释能力显著减退，血电解质正常或轻度低钠，可有多尿、倦怠、纳差、体重下降等。

第 3 期（肾功能衰竭期）：GFR20 ～ 10mL/min，SCr451 ～ 707 μmol/L，可出现少尿、等渗尿以及血磷上升，钠、钙下降等电解质紊乱和代谢性酸中毒。临床症状明显，可有疲乏、纳差、恶心，大多数有贫血。

第 4 期（尿 毒 症 期 或 肾 衰 终 末 期 ）：GFR<10mL/min,SCr>707 μmol/L。

正确确定尿毒症的诊断标准（SCr>707 μmol/L，GFR<10mL/min）对判断患者预后，制订临床治疗方案，选择透析指征等均具有指导意义，BUN 受多种因素影响，不能作为慢性肾衰分期的诊断依据。

（四）鉴别诊断

1. 急性肾功能衰竭

（1）非少尿性急性肾衰：主要见于肾毒性药物引起的广泛肾小管坏死，尿量不减少，常 >600mL/d，但血尿素氮和肌酐却持续上升，并出现尿毒症症状。尿钠浓度亦升高，但滤过钠排泄分数比值则较少尿型为低，尿肌酐 / 血肌酐的比值也高于少尿型，尿毒症症状，氮质血症程度多数较轻，持续时间也短，无须透析治疗，预后好。

（2）肾前性少尿：失水、失钠、失血、心衰、休克等各种原因使有效血容量减少，肾小球滤过率降低，肾小管内尿流缓慢。重吸收相对增多而尿液浓缩，尿量减少，尿比重＞1.020，尿渗透压＞600mOsm/kg·H_2O，尿钠＜20mmol/L，尿常规检查无异常，血尿素氮 / 血肌酐≥20，尿肌酐 / 血肌酐＞15，尿渗透压 / 血渗透压＞1.5，滤过钠排泄指数＜1，肾功能衰竭指数＜1。如上述指数一时不能判断，可采用下列治疗性方法加以鉴别：① 快速补液试验：以 10 ~ 15mL/kg 的液体量在 40 ~ 60min 内静滴，而后尿量在 40mL/h 者，则提示有效血容量不足。② 对快速补液有顾虑者可以用 20% 甘露醇 100 ～ 200mL 在 10min 静推，判断方法同上。③ 对以上二种方法皆无效者，可使用速尿 4mg/kg，静滴。如仍无效者则为 ARF。④ 亦可测定中心静脉压来协助鉴别诊断，如中心静脉压低，经补液、甘露醇、速尿治疗后仍无效则为 ARF；如中心静脉压高、直接给速尿、如有效则继续用，如无效则为 ARF。有心功能不全倾向者慎用或禁用快速补液与甘露醇推注试验，此时可用速尿等。

（3）急性尿路梗阻：本病常突然发生少尿或尿闭，无肾前性及肾性病因可查，同位素肾图或肾功能显像、B 型超声波或 CT 扫描检查、腹部 X 线片等检查有助于鉴别诊断。

（4）肾实质性病变所致的 ARF：急性肾炎、急进性肾炎及慢性肾炎急性发作均可发生 ARF，这些病人往往在少尿的同时具有全身水肿、高血压、大量蛋白尿、各种管型、贫血等表现，如能详询病史，不难做出鉴别。

2. 慢性肾功能衰竭

本病应与糖尿病酮症酸中毒鉴别。糖尿病易并发肾功能不全，当发生酮症酸中毒时，患者亦有呕吐、嗜睡、酸中毒和蛋白尿，甚至昏迷等表现，但尿中有酮体和葡萄糖，血糖升高等可资鉴别。对 CRF 的诊断，一些基层医生往往因对病人复杂的临床表现不能进行综合分析，以致发生不少误诊与漏诊。如 CRF 症候做出的"分解诊断"，病人神昏、抽风、血压高就诊为"高血压脑病"；病人皮肤黏膜以及消化道出血与贫血，就诊断为"恶性血液病"；如病人呕吐、腹泻、脱水与酸中毒，就诊断为"中毒性胃肠"等，常常贻误病人的治疗时机。

三、治疗

（一）急性肾功能衰竭

1. 一般护理

对本症尤其少尿期的护理至关重要，它甚至关乎 ARF 抢救的成败。病人应卧床休息，少尿期应特护。严格记录体液出入量，量出为入。饮食宜清淡易消化而营养丰富，要保持一定的热量，成人每日应有 1200 卡，给予多种维生素。对少尿期的饮食和营养特别应加强。为了减少氮质、钾、磷和硫的来源，应限制蛋白的摄入在 0.8g/（kg·d）。最好选用动物蛋白如鸡蛋、牛乳、鱼、肉等，因其含必需氨基酸较丰富。每日应给予葡萄糖 100g 以上，以供给身体必要的热量，减少体内蛋白质的分解代谢和预防酮中毒。此外，适当地供给脂肪。食物应尽可能少含钠、钾、氯。为预防感染，应严格操作和适当隔离。注意口腔、皮肤、阴部的清洁，要帮助患者多翻身，特别注意肺部、褥疮、静脉导管及留置导尿管的感染。静脉导管停留在同一静脉里不应超过 3d；留置导尿管不宜过久，一般插导尿管采取尿标本观察尿量，几小时后就应拔除。当发生感染时（常见的是肺和尿路感染），则应立即选用恰当的抗生素积极治疗。首先选择对肾脏无毒或毒性小的抗生素，并要按肌酐清除率调节剂量。

2. 积极治疗原发病为首要原则

对外伤、烧伤、严重感染等，应积极治疗。特别要处理好血容量不足，休克和清除创伤部位的坏死组织。

3. 少尿期的治疗

（1）严格控制入液量和钠摄入量：这是治疗的重要关键，对纠正体液缺失应实行"量出为入"的原则。每日入液量应为 500mL，再加上前一日的尿量及其他显性失水量（包括粪便、呕吐物、渗出液、引流液等）。如有发热则体温每增加 1℃，宜增加入液量 100mL。钠的摄入亦应不超过丧失的程度。判断体液状态是否平衡的指标为，每日体重减轻 0.2 ~ 0.3kg。如体重不减，表示体液过多，有水钠潴留。无原因的血钠与 / 或血红蛋白迅速下降，暗示入液量过多使血液稀释。出现水肿、高血压甚至心力衰竭，表示细胞外液过多。轻度的水过多，可严格限制入水量和给予口服 25％ 山梨醇 30mL 通便导泻或速尿肌注或静注；如有明显的水过多，应立即做透析治疗（对出血热病人亦有采用放血疗法者）。

（2）代谢性酸中毒的治疗：当血清碳酸氢盐在 10mmol/L 以下时，应予补碱。可视情况用碳酸氢钠、乳酸钠或 THAM（三羟甲基氨基甲烷）来纠正酸中毒，但要注意在纠正酸中毒的过程中，有可能因血中钙离子浓度降低而发生手足搐搦。酸中毒严重的病例，经补碱等紧急处理后，效果不理想者宜立即开始透析疗法。当有高血容量存在时，补碱应慎，或用 THAM。

（3）高钾血症的治疗：高钾血症是 ARF 的重要死因之一，血清钾宜控制在 6mmol/ L 以下。应尽力限制含钾的食物、药物的摄入。如血钾＞ 6.5mmol/ L 特别是心电图出现高钾征象时，宜紧急处理：① 可用 10% 葡萄糖酸钙 10 ~ 20mL 静脉缓慢注射，5min 内注射完。② 用 5% 碳酸氢钠 100mL 静脉注射，5min 注射完，有心功能不全者慎用。③ 静脉注射 50% 葡萄糖 50 ~ 100mL，同时于皮下注射胰岛素 10 单位，在注射 30min 后，即可降低血钾 1mmol/ L。④ 用钠型交换树脂 50g/d，分 3 ~ 4 次口服，并加服 25% 山梨醇 20mL 导泻。在上述应急措施的同时，应做好透析疗法的准备。

（4）心力衰竭的治疗：心力衰竭亦是 ARF 的主要死亡原因之一。急性左心衰竭和肺水肿常是体内水、钠过多，造成高血容量，使心脏负荷加重所致。此外，电解质紊乱也可引起心律失常。其临床表现与一般急性心力衰竭大致相同，但对地高辛等药物的疗效较差，而且要按肾功能减退情况减少药量，临床常用西地兰、毒 K、速尿等，近年广泛应用酚妥拉明等。透析疗法对改善心力衰竭有良好效果。

（5）消化道出血的治疗：及时发现隐匿的消化道出血，应常规查大便，并做隐血检查及检测红细胞压积，有出血迹象时，用甲氰咪胍 0.1g，4 次 / 天。发生上消化道大出血时，按一般消化道大出血处理（详见有关章节）。

（6）透析疗法：非高代谢型的 ARF，可试行保守疗法，有些病例可以获得成功。不过，近年来越来越倾向于采用早期透析疗法，认为早期透析既可减少心力衰竭、高钾血症、并发感染和消化道大出血等并发症，又可缩短病人的恢复期。此外，透析疗法还能简化治疗，改善病人的一般状态，无须严格地限制饮食。透析的方法可根据具体条件选择血液透析，腹膜透析，血液滤过，由于腹膜透析简单易行，适应证宽，故应首选。

4. 多尿期和恢复期的治疗

多尿期入水量一般主张为前一日尿量的2/3，其中一半为生理盐水，一半为5%～10%的葡萄糖，同时应预防失水和低钾血症及感染的发生，饮食逐渐恢复至正常饮食。恢复期应加强调养和锻炼，使机体更快康复，要避免使用损肾药物。

（二）慢性肾功能衰竭

（1）一般护理。

（2）去除感染等诱发因素。

（3）积极纠正水、电解质和酸碱平衡失调。

（4）心力衰竭。

（5）蛋白合成激素疗法。

（6）血液净化疗法。

（7）对症治疗。

（8）肾移植。

四、裴正学教授诊疗经验

（一）裴正学教授治疗急、慢性肾功能衰竭总的思维方法

裴正学教授认为本病临床表现为少尿、无尿，伴有恶心、呕吐等临床症状，可属于中医学之"水肿""癃闭""关格"等范畴。急性者发病在2～3d，尿素氮上升，血肌酐上升，患者无慢性肾功能衰竭病史，亦无缺血性肾病（肾动脉硬化）之病史。裴正学教授指出此病发病原因最常见的有三：感染、

中毒和过敏。本病治疗以内科保守治疗为最佳选择，补液、利尿、抗感染、中药则可，不必急于透析。

裴正学教授认为急性肾衰之中医病因主要与外感风邪、热毒伤肾及气虚津伤等有关。外感风邪，侵犯肺卫，肺失宣降，通调失职，肾气不复，脾虚不运，湿浊瘀毒积于肾脏，不能排泄导致肾脏损害；湿热秽浊之邪蕴结下焦，上犯肾脏，下注膀胱，致膀胱气化不利，水道不通；湿热阻滞三焦气机，脾胃升降失调，以致清阳不升，浊阴不降而小便闭阻，呕恶眩晕，视力模糊，耳鸣耳聋，口有尿臭；邪热炽盛，入营动血，伤津耗气，肾络受损，瘀血阻滞，瘀久发热则神昏痉厥；突发大出血或休克、亡阴亡阳，气为血帅，血为气母，气随血脱，阴阳离决。治疗及时，邪毒外出，正气康复，肺、脾、肾三脏功能恢复，小便正常排泄。

国内有学者对本病提出"不通则衰"的病机，指出常见有毒聚、热壅、气滞、血瘀、水蓄、腑结，倡用通则不衰、以通为活的治疗原则。裴正学教授提出通腑导滞、保肝护胃的治疗措施，为急性肾衰赢得了时间。

裴正学教授认为慢性肾功能衰竭病机是正虚邪实，正虚以脾肾阳衰为本，邪实以湿浊毒邪为标。早期多表现为脾肾阳虚，以正虚为主。后期虚实错杂，肾阳虚衰，浊邪壅盛，以邪实较为突出，可损及多个脏腑。患者多由各种慢性疾患失治、误治或过服苦寒药物，折伤肾气；或病后调理不当，久病未顾护肾气，致肾气内虚；或由风邪外袭，肺失通调，水湿溢于肌肤；水肿日久不愈，困遏阳气，伤及脾肾；

或由久居湿地、涉水冒雨、水湿内侵，湿滞中焦，湿困脾阳。或因饮食不节，过食咸甘生冷，咸甘助湿，生冷损阳，致脾虚湿盛；或内因劳倦过度，酒色无度，致肾阳虚损。以上诸多原因均可使脾肾功能失调，水液代谢紊乱，气机升降失常，水湿内停而见水肿、癃闭、关格等证。脾虚失运，饮食不能化为水谷精微而为湿浊；肾虚开阖气化失常，固摄失司，而见尿少、尿闭、夜尿多、蛋白尿；浊邪水湿不能排出体外，浊毒内停，肌酐、尿素氮升高；浊邪壅滞三焦，气机郁滞，久之气滞血瘀，瘀血内阻；血不循经而见鼻衄，皮下出血；浊毒停于中焦则恶心呕吐、纳差。溢于皮肤则见皮肤痛痒。若肾阳虚衰，寒水上犯，水气凌心，久则转变为心悸胸闷；若阳损及阴，肾阴亏耗，肝阳上亢，阴虚风动，则可见眩晕、中风；肾阳虚日久，阳损及阴，肾精亏耗，气血双虚，患者唇甲苍白、疲乏无力；神邪内盛，上蒙神明，下陷心包，而成昏迷、谵语等危重症候；病情进一步加重，致元阳衰微，真阴败竭，气机逆乱，最终阴阳离决。

（二）裴正学教授治疗急、慢性肾功能衰竭辨证及用药

1. 急性肾功能衰竭的辨证分型与治疗

（1）外感风邪

证见：浮肿尿少，咳嗽气喘，发热恶寒，胸闷气短，全身酸困，头昏头晕，四肢无力，恶心呕吐，舌质红，苔黄腻，脉浮数。

此型相当于急性肾炎由于延误治疗，造成肾功能衰竭。24h 尿量不足 500mL，尿蛋白（+++），血清尿素氮 >7.1mmol/L，

Cr<450μmol/L，血红蛋白 90g/L。

治则：宣肺止咳，清热解毒。

方药：越婢加术汤，小青龙汤，五味消毒饮加减。

麻黄 10g，杏仁 10g，生石膏 30g（先煎），炙甘草 6g，附子 6g（先煎），白术 10g，生姜 6g，大枣 4g，细辛 3g，五味子 3g，半夏 6g，桂枝 10g，大腹皮 15g，葫芦皮 15g，车前子 10g，大黄 6g（后下），牡蛎 20g（先煎），红花 6g。加减：咳痰黄稠加黄芩、鱼腥草各 20g；胸闷气短加枳壳 10g、桔梗 20g 宽胸理气。

（2）热毒伤肾

症见：腰痛尿少，高热烦燥，神昏谵语，恶心呕吐，吐血衄血，咯血尿血，身发斑疹紫黑或鲜红，舌质红绛紫暗，舌苔黄焦或起芒刺，脉细数。

此型相当于各种药物中毒、有机化学药品中毒或放射性元素中毒等。生化尿素氮 >12mmol/L，肌酐 >450μmol/L，血红蛋白 < 60g/L，贫血症状明显，电解质紊乱或有代谢性酸中毒、水钠潴留等症状。

治则：清热解毒，凉血化瘀。

方药：犀角地黄汤，清营汤，五味消毒饮加减。

水牛角 30g（先煎），生地黄 12g，赤芍 10g，丹皮 6g，玄参 10g，连翘 15g，麦冬 10g，金银花 15g，蒲公英 15g，败酱草 15g，生石膏 30g（先煎）。加减：热极生风，肝阳上亢，头摇身动，伴有高血压者，加天麻 10g、钩藤 20g（后下）、石决明 15g（先煎）、生龙骨 15g（先煎）、生牡蛎 15g（先煎）

平肝潜阳；热邪伤阴，阴虚风动，手足震颤者，加鳖甲15g（先煎）、龟甲15g（先煎）、龙骨15g（先煎）、牡蛎15g（先煎）重镇潜阳；心悸失眠者，加龙骨15g（先煎）、牡蛎15g（先煎）、合欢皮30g、夜交藤30g；尿血者、加大蓟10g、小蓟10g、白茅根30g、侧柏叶10g；神昏不醒者，加石菖蒲10g、郁金10g、明矾2g（分冲）。

（3）肾阳虚衰

证见：浊毒上泛，恶心呕吐，神昏谵语，烦躁不安，手足厥冷，出汗肢冷，呼吸微弱，喘咳气短，面色苍白，精神萎靡，头昏头痛，心悸水肿，皮肤瘙痒，二便闭结等。舌质红绛色暗，干燥少津，脉细数或脉微欲绝。

此型相当于急性肾衰竭尿毒症期。

治则：通下积滞，回阳救逆。

方药：桃核承气汤，柴胡桂枝汤，参附龙牡救逆汤加减。

大黄10～20g（后下），芒硝10g（冲化），枳实10g，厚朴10g，桃仁10g，甘草6g，柴胡10g，白芍10g，桂枝10g，生姜6g，大枣4枚，黄芩10g，黄连6g，木香10g（后下），草豆蔻6g，丹参20g，人参15g（先煎），附子6g（先煎），生龙骨15g（先煎）、生牡蛎15g（先煎）。加减：神志不清昏迷者，分次以鼻饲管导入，每次50～100mL为宜，神志清醒后可令慢慢服之。如肝功能损害,肾功能衰竭,浮肿尿少,腹胀胸满者，加当归10g、白芍10g、白术10g、茯苓10g、柴胡10g、泽泻10g、生地黄12g、山药10g、山茱萸10g、丹皮6g、大黄10g（后下）、附片6g（先煎）、桂枝10g、益母草20g、赤芍10g、车前子 10g、金银花 15g、白花蛇舌草 15g、三棱 10g、莪术 10g、炮山甲 10g、制乳 6g、制没 6g、水蛭 10g（分冲）。方中三棱、莪术、炮山甲、制乳香、制没药、水蛭活血化瘀，为治疗肾功能衰竭之主药，尤其水蛭一味药具有破血通络之功，生用功效卓著，裴正学教授最善用此药治疗肾功能衰竭。

药用：大黄 20g，附子 20g，生牡蛎 50g 久煎 1h，取汁 1500mL 灌肠，一日 1 次，可以降低尿素氮、肌酐，改善肾功能。

（4）气阴两伤

证见：精神倦怠，纳呆乏力，胸闷气短，头晕，口干口渴，腰膝酸软，潮热盗汗，或畏寒肢冷，恶心呕吐，腹胀便溏，小便清长，舌质红少津，舌苔黄腻，脉沉细或细数。

此型相当于急性肾病治疗不当或全身性疾病久病不愈，伤阴耗气，肾功能损害衰竭，高蛋白尿，尿素氮、肌酐不同程度增高。

治则：益气养阴，清热解毒。

方药：杞菊地黄汤，归脾汤，生脉饮加减。

枸杞子 10g，菊花 10g，生地黄 12g，山药 10g，山茱萸 10g，茯苓 10g，丹皮 6g，泽泻 10g，党参 15g，黄芪 15g，当归 10g，茯神 10g，远志 10g，炒枣仁 10g，龙眼肉 10g，麦冬 10g，五味子 3g。

2. 慢性肾功能衰竭的辨证分型与治疗

（1）肺脾气虚，湿浊内停

证见：面浮肢肿，倦怠乏力，气短懒言，面色萎黄，食欲不振，腹胀肠鸣，大便溏薄，夜尿频数，舌质淡红，舌苔薄白，脉细弱。

治则：益气健脾，利尿消肿。

方药：芡实合剂加减。

枇杷叶 10g，山药 10g，黄芪 10g，菟丝子 10g，女贞子 10g，旱莲草 15g，芡实 30g，金樱子 30g，百合 10g，党参 15g，白术 10g，茯苓 10g，甘草 6g，苏梗 20g，蝉蜕 6g，益母草 20g，三七粉 3g（分冲），水蛭粉 6g（分冲）。加减：大便稀溏者，加人参 15g（先煎）、白术 10g、茯苓 10g、山药 10g、薏苡仁 30g，健脾止泻；恶心呕吐者，加藿香 10g、佩兰 10g、砂仁 3g（后下）、白豆蔻 6g 等，芳香化湿，行气止呕；腹胀纳差，加陈皮 6g、厚朴 10g、苍术 10g、草果 6g、焦三仙各 10g 等，健脾开胃；咳喘气短胸闷者、加枳实 10g、瓜蒌 10g、陈皮 6g、桔梗 20g，理气化痰止咳；腰酸者，加杜仲 10g、续断 10g、川牛膝 10g、桑寄生 10g、菟丝子 10g。

（2）脾肾阳虚，瘀血阻络

证见：浮肿尿少，精神萎靡，倦怠乏力，头晕眼花，面色苍白，甲床苍白，食欲不振，恶心呕吐，腰膝酸痛，畏寒肢冷，舌质淡红，舌体胖大，舌苔白腻秽浊，脉沉细。

治则：补肾温阳，健脾化湿。

方药：济生肾气丸，复方益肾汤加味。

生地黄 10g，山药 15g，山茱萸 10g，茯苓 10g，丹皮 6g，泽泻 10g，桂枝 10g，附子 6g（先煎），车前子 10g，川牛膝 10g，桃仁 10g，红花 6g，当归 10g，赤芍 10g，川芎 10g，益母草 30g，丹参 30g，金银花 15g，连翘 15g，蒲公英 15g，败酱草 15g，板蓝根 10g，苏梗 20g，蝉蜕 6g。

瘀阻肾络是本病发展的必然结果，不论何期均可夹有血瘀之症，如面色晦暗，舌质紫暗，血黏度增高等，均可在主方中加入桃仁 10g、红花 6g、丹参 20g、益母草 20g、泽兰 10g、川芎 6g 等活血化瘀之药，以改善微循环，减轻肾脏负荷，改善肾功能。

（3）肝肾阴虚，脉络瘀滞

证见：头晕耳鸣耳聋，目涩羞明，腰骶困痛，腰酸乏力，全身水肿，五心烦热，口干口苦，消瘦乏力，心烦不寐，舌质偏红，舌苔少，脉弦细。伴有高血压、高血脂、尿素氮、肌酐升高。

治则：滋补肝肾，活血化瘀。

方药：杞菊地黄汤，冠心 II 号加减。

枸杞子 10g，菊花 10g，生地黄 15g，山药 15g，山茱萸 10g，茯苓 10g，丹皮 6g，泽泻 10g，赤芍 10g，川芎 10g，红花 6g，降香 10g，丹参 30g，益母草 30g，苏梗 20g，蝉蜕 6g，三七粉 3g（分冲），水蛭粉 6g（分冲）。加减：若有头疼、头晕，高血压者，加怀牛膝 60g、代赭石 15g（先煎）、生龙骨 30g（先煎）、生牡蛎 30g（先煎）、生白芍 10g、生龟板 15g（先煎）平肝降压；胃气不降，胸闷恶心呕吐者，半夏、生姜各 6g 以降逆止呕；高血脂，加桑寄生 10g、山楂 20g、茵陈 15g、何首乌 10g、大黄 6g（后下）、干荷叶 10g 等降脂药；肝风内动，肢麻、抽搐、中风偏瘫者，加羚羊角 10g（研末冲服）、钩藤 30g（后下）、龟甲 15g（先煎）、鳖甲 15g（先煎）以平肝潜阳，滋阴息风。

（4）肾阳虚衰，湿浊瘀毒

证见：全身水肿，颜面萎黄，食欲不振，怕冷畏寒，恶心呕吐，痰饮多涎，口有尿味，口苦口干，大便干结，腹胀纳差，乏力气短，舌质红，舌苔薄白，脉沉缓无力。肾阳虚衰，湿浊瘀毒是慢性肾功能衰竭的主要病因病机，多为慢性肾炎逐渐发展至肾功能衰竭，伴有尿蛋白和尿潜血，尿素氮、肌酐成倍增高。

治则：温补肾阳，活血化瘀，降浊排毒。

方药：桂附八味丸，复方益肾汤加味。

桂枝 10g，炮附子 6g（先煎），生地黄 10g，山药 10g，山茱萸 10g，茯苓 10g，泽泻 10g，丹皮 6g，桃仁 10g，红花 6g，当归 10g，白芍 12g，川芎 10g，金银花 15g，连翘 15g，蒲公英 15g，败酱草 15g，苏梗 20g，蝉蜕 6g，益母草 15g，板蓝根 10g，三七 3g（分冲），水蛭 10g（分冲）。加减：如肾功能衰竭，病情发展至尿毒症期，BUN、Cr 持续增高，用桂附八味丸，肾衰合剂加减。

组方：桂枝 10g，生地黄 10g，山药 10g，山茱萸 10g，茯苓 10g，丹皮 6g，泽泻 10g，大黄 10g（先煎），炮附子 6g（先煎），黄芪 30g，丹参 30g，车前子 15g，益母草 30g，金银花 15g，白花蛇舌草 15g，枸杞 15g，桑葚 15g，山茱萸 10g，三七 3g（分冲），水蛭 10g（分冲）。另用生大黄 100g、牡蛎粉 300g，研磨成粉，每次服用 10g，一日 2 次，可吸附肠道尿素氮，改善肾功能。

慢性肾功能衰竭治疗困难，无特殊疗法，属难治之症。西医主要采取血液净化疗法可以应急，抑制和延缓 CRF 的发展，但终究属于治标之法，不能从根本上改善已经衰竭之肾功能，因此并非长期可以采用者，最终患者多因病情进展、继发感染而死亡。故积极去除诱发尿毒症的各种因素，抗感染和避免使用肾毒性的药物；病至晚期应积极纠正水、电解质失调、代谢性酸中毒；对于心力衰竭、高血压、心包炎、肾性贫血、营养不良应积极予以治疗。

（三）裴正学教授治疗急、慢性肾功能衰竭主要用方解析

裴正学教授认为急性肾衰之病因主要与外感风邪、热毒伤肾及气虚津伤等有关。外感风邪以越婢加术汤、小青龙汤、五味消毒饮加减；热毒伤肾以犀角地黄汤、清营汤、五味消毒饮加减；肾阳虚衰、浊毒上泛以桃核承气汤、柴胡桂枝汤、参附龙牡救逆汤加减；气阴两伤以杞菊地黄汤、归脾汤、参麦饮加减。

裴正学教授认为慢性肾功能衰竭病机是正虚邪实，正虚以脾肾阳衰为本，邪实以湿浊毒邪为标。肺脾气虚，湿浊内停，用芡实合剂加减；脾肾阳虚，瘀血阻络，用济生肾气丸、复方益肾汤加减；肝肾阴虚，脉络瘀滞，用杞菊地黄汤、冠心Ⅱ号加味；肾阳虚衰，湿浊瘀毒，用桂附八味丸、复方益肾汤加味；肾功能衰竭，病情发展至尿毒症期，BUN、Cr 持续增高，用桂附八味九、肾衰合剂加减。

总之，裴正学教授在治疗肾功能衰竭过程中，仍以调补肺、脾、肾三脏阴阳为纲，主要用方越婢加术汤、小青龙汤、

杞菊地黄汤、归脾汤、参麦饮、桂附八味丸、济生肾气丸等。
但裴正学教授同时重视肾功能衰竭患者常合并感染、微循环
障碍、胃肠黏膜水肿等，因此，在应用上述方剂的基础上，
常常加入五味消毒饮以清热解毒，桃红四物汤、复方益肾
汤、水蛭等以活血化瘀，大剂量大黄、牡蛎粉荡涤肠腑，减
轻肾脏负荷，改善肾功能。譬如裴正学教授常用桂附八味丸
合"四对山枸葚，水蛭最可信"，即大黄、附片、三棱、莪术、
制乳没、穿山甲、皂角刺、丹参、黄芪、山萸、枸杞子、桑
葚、水蛭、益丹赤果（益母草、丹参、赤芍、草果）。另以大
黄、附片、牡蛎粉灌肠。经验方：石韦 15g，枇杷叶 15g，贯
众 15g，木贼 10g，木蝴蝶 10g，鱼腥草 20g，姜虫 6g，葫芦
巴 10g，淫羊藿 10g，桂枝 10g，附片 6g（先煎）、大云 10g，
巴戟天 10g，山萸 6g，何首乌 10g，生地 12g，当归 10g，黄
芪 20g，鹿茸 3g（分冲）、桑葚 20g，水煎服。前方重在活血，
后方重在壮阳（方中石韦、木贼草、益母草、枇杷叶、贯众、
木蝴蝶均具有清热除湿解毒之功，枇杷叶、鱼腥草肃降肺气
以升肾气；肉苁蓉、巴戟天、葫芦巴、淫羊藿、桑葚、鹿角胶、
肉桂、附子大量补肾温阳药以令肾气恢复，益火之源，以消
阴翳；生地黄、当归、何首乌、山茱萸滋阴补肾，壮水之主
以制阳光；三七、水蛭活血化瘀，改善肾小球血液循环；肉桂、
附子、牡蛎、大黄温阳降浊，通腑排毒，减轻肾脏负荷，改
善肾功能；苏梗、蝉蜕、益母草祛风消肿，减轻蛋白尿）。济
生肾气汤加三棱、莪术、大黄、白茅根、白蒺藜、黄芪、黄精、
苏梗、蝉衣、益母草、滑石、木通、甘草梢、白花蛇舌草。

（四）裴正学教授治疗急、慢性肾功能衰竭验案举例

例1：肖某，男，50岁。初诊2017年4月26日。

主诉：全身浮肿伴小便减少3月余。现病史：慢性肾炎病史12年，使用激素和环磷酰胺治疗，症状好转，但尿蛋白持续（+++）不降。肾功能正常，在家服用中成药治疗效果不佳。至今春感冒咳嗽，全身水肿，小便减少，来兰州治疗。

刻下症：水肿尿少，颜面苍白，食欲不振，恶心呕吐，倦怠乏力，腰膝酸软，怕冷畏寒，24h尿量约400mL，舌质红暗，舌边有瘀斑，舌苔白腻，脉弦细涩。查体：尿潜血（－），尿蛋白（+++），尿素氮25mmol/L，血清肌酐500μmol/L，尿酸440mmol/L，总胆固醇6.4mmol/L，血压120/80mmHg。

【西医诊断】慢性肾炎，肾功能衰竭，氮质血症。

【中医辨证】脾肾亏虚，瘀血阻络。

【治则】健脾补肾，活血化瘀，通腑降浊。

【方药】桂附地黄汤，杷山六君子汤加减。

桂枝10g，炮附子6g（先煎），生地黄10g，山药10g，山茱萸10g，茯苓10g，丹皮10g，泽泻10g，木香10g（后下），砂仁3g（后下），党参15g，白术15g，甘草6g，陈皮6g，半夏6g，苏梗20g，蝉蜕6g，益母草30g，丹参20g，赤芍10g，草豆蔻10g，大黄10g（后下），牡蛎20g（先煎）。水煎服，一日1剂，14剂。

二诊：服药后恶心呕吐减轻，小便渐多，每日可达1000mL，舌质红暗，苔薄黄，舌边有瘀斑，脉弦细。裴正学教授常说治疗肾病肾衰竭，补肾健脾是治疗之根本大法，化

瘀降浊乃治标之法。常用桂附地黄汤加肾衰合剂加减（裴正学教授经验方）。

组方：桂枝 10g，炮附子 6g（先煎），生地黄 10g，山药 10g，山茱萸 10g，茯苓 10g，丹皮 10g，泽泻 10g，大黄 10g（后下），黄芪 30g，丹皮 30g，车前子 15g，益母草 30g，金银花 15g，白花蛇舌草 15g，枸杞 15g，桑葚 15g，三七 3g（分冲），水蛭 10g（分冲），生牡蛎 30g（先煎），赤芍 10g，草豆蔻 10g。水煎服，一日 1 剂。30 剂。

患者以此方不断加减调理服用 1 年余，病情好转，尿素氮，肌酐均恢复至正常，肾功能恢复。

例 2：魏某，男，55 岁。初诊 2017 年 12 月 18 日。

主诉：水肿伴恶心 2 月。现病史：既往有慢性肾炎病史十余年。其间使用强的松片和免疫抑制剂等治疗，病情基本稳定。近 2 月由于劳累及外感等原因水肿尿少再次加剧，伴有头晕、心悸、气短。刻下症：小便量少，腹胀乏力，头晕，神倦欲睡，恶心呕吐，口有尿味。舌质淡胖，苔白腻，脉沉细无力。查体：尿蛋白（+++），尿潜血（－）。24h 尿蛋白定量 4.0g，尿素氮 26mmol/L，血肌酐 650μmol/L，甘油三酯 3.0mmol/L，总胆固醇 5.0mmol/L，血压 130/80mmHg。诊断为肾功能衰竭，氮质血症须住院透析治疗。患者未能入院，求助于中医治疗。

【西医诊断】肾病综合征，肾功能衰竭。

【中医辨证】肾阳虚衰，湿浊上泛，久病入络，瘀毒内结。

【治则】补肾温阳，活血化瘀，兼清热解毒，降浊解毒。

【方药】用桂附八味丸、复方益肾汤加减。

桂枝 10g，附子 6g（先煎），生地黄 10g，山茱萸 6g，山药 10g，茯苓 10g，丹皮 6g，泽泻 10g，桃仁 10g，红花 6g，当归 10g，白芍 10g，川芎 10g，苏梗 20g，蝉蜕 6g，益母草 15g，金银花 15g，连翘 15g，蒲公英 15g，败酱草 15g，板蓝根 10g，大黄 10g（后下），生牡蛎 20g，三七 3g（分冲），水蛭 10g（分冲）。水煎服，20 剂，二日 1 剂。

二诊：2018 年 2 月 5 日。服药后腹胀、恶心呕吐、头晕均减轻，24h 小便 1400mL，乏力纳差，舌质红，舌苔白腻厚，脉沉细。证属中焦湿邪瘀滞，脾虚不运，上方加丹参 20g，木香 10g（后下）、草豆蔻 10g 振奋中焦，化气行水。20 剂。

三诊：2018 年 3 月 12 日。患者服药 2 月，腹胀浮肿尽消，精神食纳好转，尿蛋白（++），尿潜血（-），尿素氮 14mmol/L，血肌酐 240μmol/L，甘油三酯 2.5mmol/L，总胆固醇 3.5mmol/L，血压 120/70mmHg。舌质红，舌苔白腻，脉弦滑。肾阳逐步得到恢复，脾阳日渐得到温煦，先后天相互滋生，健脾祛湿，固精培本治疗，方用芡实合剂，复方益肾汤，丹参饮加减。

组方：枇杷叶 10g，山药 10g，黄精 20g，黄芪 15g，菟丝子 15g，女贞子 15g，旱莲草 15g，芡实 30g，金樱子 30g，百合 10g，丹参 15g，白术 10g，茯苓 10g，炙甘草 6g，苏梗 20g，蝉蜕 6g，益母草 20g，桃仁 10g，红花 6g，当归 10g，白芍 10g，川芎 10g，金银花 15g，大黄 6g（后下），生牡蛎 20g（先煎），三七 3g（分冲），水蛭 6g（分冲），丹参 20g，木香 10g（后下），草豆蔻 10g。水煎服，二日 1 剂。30 剂。

四诊：患者病情好转，中药治疗半年余，尿蛋白（-），尿潜血（－），尿素氮 8.2mmol/L，血肌酐 90μmol/L，甘油三酯 1.5mmol/L，总胆固醇 3.0mmol/L，血压 120/70mmHg。舌质红，苔薄白，脉弦滑。病情好转，配制丸药以巩固疗效。

组方：桂枝 50g，附子 30g，生地黄 50g，山茱萸 50g，山药 50g，茯苓 50g，丹皮 30g，泽泻 50g，车前子 50g，桃仁 50g，红花 30g，当归 50g，白芍 50g，川芎 50g，苏梗 50g，蝉蜕 30g，益母草 75g，丹参 100g，金银花 75g，连翘 75g，蒲公英 75g，败酱草 75g，板蓝根 50g，大黄 50g，生牡蛎 100g，三七 30g，水蛭 100g，枇杷叶 50g，黄芪 100g，菟丝子 15g，女贞子 75g，旱莲草 75g，芡实 100g，金樱子 100g，百合 50g，党参 75g，白术 50g，炙甘草 30g。共为细末，水丸，每次服 6g，一日 2 次。

例 3：高某，男，45 岁。初诊 2018 年 5 月 8 日。

主诉：慢性肾炎 8 年，肾功能衰竭。其间曾使用黄葵胶囊、金水宝、肾复康胶囊剂及强的松治疗，病情趋于稳定，但尿蛋白一直持续（++）没有下降。近期由于受外伤致腰部挫伤尿血、腰痛腿痛，下肢浮肿，头晕心悸，恶心呕吐，怕冷畏寒，舌质红，苔黄腻厚，脉沉迟而缓。查体：尿素氮 28mmol/L，血肌酐 600μmol/L，尿蛋白（+++），尿潜血（+++）。24h 尿蛋白定量 3.5g，甘油三酯 3.8mmol/L，总胆固醇 4.6mmol/L，血压 140/90mmHg。

【西医诊断】肾功能衰竭，氮质血症。

【中医辨证】外伤后瘀血阻络，湿热蕴结下焦，肾阳虚衰，浊气上泛。

【治则】清热除湿，活血化瘀。

【方药】血府逐瘀汤，桂枝茯苓丸，小蓟饮子加减。

桃仁 10g，红花 6g，生地黄 10g，当归 10g，白芍 10g，川芎 6g，柴胡 10g，枳壳 10g，怀牛膝 10g，桔梗 20g，甘草 6g，桂枝 10g，茯苓 10g，丹皮 6g，藕节 15g，蒲黄 15g（包煎），木通 6g，滑石 15g（包煎），甘草 6g，枸杞子 10g，淡竹叶 10g，白茅根 30g，侧柏叶 10g，三七 3g（分冲）。14 剂。水煎服，一剂煎 2 次，分 3 次服用。

二诊：服药后腰痛血尿均减轻，浮肿消失，怕冷畏寒，血压 130/80mmHg。尿蛋白（+++），尿潜血（+），舌质红，苔薄黄，脉沉缓而有力。证属肾虚、湿热、血瘀所致，以石韦枇杷合剂治疗。

方药：石韦 10g，枇杷叶 10g，贯众 10g，木贼草 10g，木蝴蝶 10g，鱼腥草 15g，僵蚕 10g，肉苁蓉 10g，巴戟天 10g，山茱萸 10g，当归 10g，生地黄 12g，葫芦巴 10g，淫羊藿 10g，何首乌 10g，黄芪 15g，桑葚 10g，鹿角胶 10g，肉桂 6g，附子 6g，酒制大黄 6g（后下），牡蛎 30g（先煎），苏梗 20g，蝉蜕 6g，益母草 15g，三七粉 3g（分冲），水蛭粉 10g（分冲）。14 剂，一日 1 剂。

方中石韦、木贼草、益母草、枇杷叶、贯众、木蝴蝶均具有清热除湿解毒之功，枇杷叶、鱼腥草肃降肺气以升肾气；肉苁蓉、巴戟天、葫芦巴、淫羊藿、桑葚、鹿角胶、肉桂、附子大量补肾温阳药以令肾气恢复，益火之源，以消阴翳；《素问》云："阳气者，若天与日，失其所则折寿而不彰。"补肾温阳，可令肾气得复，水有所主；生地黄、当归、何首乌、山茱萸滋阴补肾，壮水之主以制阳光；三七、水蛭活血化瘀，改善肾小球血液循环；肉桂、附子、牡蛎、大黄温阳降浊，通腑排毒，减轻肾脏负荷，改善肾功能；苏梗、蝉蜕、益母草祛风消肿，减轻蛋白尿。此方对于肾功能衰竭治疗效果显著。

三诊，尿潜血（－），尿蛋白（＋＋），尿素氮 18mmoL/L，血肌酐 200μmol/L，方药对症，各项指标均有下降，患者腰痛尿血、浮肿头晕均好转，效不更方，继服 14 剂，以观效果。患者以此方不断加减变化服药 60 余剂，尿素氮、肌酐、尿蛋白、尿潜血均恢复至正常范围。责令患者继续服用本方以巩固疗效，防止复发。

例 4：冀某，男，55 岁。初诊 2019 年 3 月 12 日。

主诉：全身水肿，头晕恶心 1 月。现病史：既往有慢性肾炎病史十余年。腰酸困痛，失眠梦多，每晚仅睡眠 2h 左右，心悸健忘，形寒肢冷，大便干结，舌质紫暗，舌苔白腻，边有瘀斑，脉沉细。检查：尿蛋白（＋＋＋），尿潜血（＋），尿素氮 19.8mmol/L，血肌酐 420μmol/L，甘油三酯 3.6mmol/L，总蛋白 50g/L，白蛋白 28g/L，球蛋白 22g/L，血压 140/90mmHg，低蛋白血症明显。

【西医诊断】慢性肾炎，肾功能衰竭。

【中医辨证】肾阳虚衰，心脑失养，心神不宁，瘀血阻络。

【治则】补肾温阳，养心安神，活血化瘀。

【方药】真武汤，复方酸枣仁汤，肾衰合剂加减。

石菖蒲 15g，夜交藤 20g，丹参 20g，琥珀屑 3g（分冲），附子 6g（先煎），白芍 10g，干姜 6g，茯苓 10g，白术 10g，酸枣仁 10g，柏子仁 10g，川芎 10g，知母 20g，合欢皮 30g，远志 10g，大黄 10g（后下），黄芪 30g，车前子 15g，益母草 30g，金银花 15g，白花蛇舌草 15g，枸杞 15g，桑葚 15g，山茱萸 10g，三七 3g（分冲），水蛭 10g（分冲）。14 剂，二日 1 剂。

另用生大黄 100 克、牡蛎粉 300 克，研磨成粉，每次服用 10 克，一日 3 次，可吸附肠道尿素氮，改善肾功能。

二诊：服药 1 月，水肿头晕减轻，睡眠好转，每晚能睡 5～6h，尿蛋白（+），尿潜血（－），血压 130/80mmHg，舌质红，舌苔薄白，边有瘀斑，脉沉细。证属肾虚血瘀，以金匮肾气汤加益肾汤加减。

组方：桂枝 10g，附子 6g（先煎），生地黄 10g，山茱萸 6g，山药 10g，茯苓 10g，丹皮 6g，泽泻 10g，桃仁 10g，红花 6g，当归 10g，白芍 10g，川芎 10g，苏梗 20g，蝉蜕 6g，益母草 15g，金银花 15g，连翘 15g，合欢皮 15g，夜交藤 15g，石菖蒲 10g，三七 3g（分冲），水蛭 10g（分冲）。大黄牡蛎粉继续服用。30 剂。

三诊：患者诸症好转，尿蛋白（－），尿潜血（－），尿素氮 8.8mmol/L，血肌酐 80μmol/L，甘油三酯 1.6mmol/L，总蛋白 60g/L，白蛋白 30g/L，球蛋白 20g/L，各项指标均恢复至正常范围，目前仍在服药中。

例 5：吴某，男，48 岁。初诊 2018 年 1 月 22 日。

主诉：患者慢性肾炎多年，多方医治效果不佳，经患者介绍来裴正学教授工作室治疗。根据患者所带化验单记载，尿素氮 22mmol/L，血肌酐 380μmol/L，尿蛋白（+++），尿潜血（+），左肾萎缩，血压偏高，其余正常，舌质红，苔黄腻。脉弦滑。

【西医诊断】肾功能衰竭，氮质血症。

【中医辨证】肾阳亏虚，湿热血瘀。

【治则】温肾活血化瘀。

【方药】济生肾气汤，大黄三对合剂（裴正学教授经验方）加减。

生地黄 10g，山药 15g，山茱萸 10g，茯苓 10g，丹皮 6g，泽泻 10g，桂枝 10g，附子 6g（先煎），车前子 10g，川牛膝 10g，三棱 10g，莪术 10g，大黄 10g（后下），白茅根 20g，白蒺藜 20g，白花蛇舌草 15g，黄芪 30g，丹参 30g，苏梗 20g，蝉蜕 6g，益母草 15g，滑石 10g（包煎），木通 6g，甘草梢 6g。水煎服，服用 5 剂大效。尿蛋白（-），尿潜血（-），血压下降。继续以本方为主不断加减调理服用 2 月治愈。

五、古今各家学说列举

根据本病临床表现的少尿甚至无尿伴有恶心、呕吐等临床特点，历代医家对类似本病的论述，主要散见于"癃闭""关格"等门内。在病位及病因、病机方面，《素问·水热穴论》中说，肾者，胃之关也，关门不利，故聚水而从其类也。《素问·五常政大论》载，其病癃闭，邪伤肾也。《素问·宣明五气论》曰，膀胱不利为癃。《素问·标本病传论》亦云，膀胱病，小便闭。《灵枢·本输篇》："三焦……实则癃闭。"《诸病源候论·小便病诸候》记载，小便不通，由于膀胱与肾俱有热故也。《千金方》则认为，有人因时疾瘥后得闭塞不通，遂致夭命，大不可轻。《千金翼方》也记载，此多是虚损人服大散，下焦客热所为。《兰室秘藏·小便淋闭论》认为，关，无出之谓，皆邪热为病也。《景岳全书·癃闭》则说："有因火邪结聚小肠膀胱者，此以水泉干涸而气门热闭不通也；有因热居肝肾者，则或以败精，或以槁血，阻塞水道而不通也……有因真阴下竭，元海无根，气虚不化而闭者。"《证治汇补·癃闭》则认识到，有热结下焦，壅塞胞内，而气道涩滞者；有肺中伏热，而气化不施者。在临床证候方面，《伤寒论》说，关则不得小便，格则吐逆。《千金方》："不得小便，吐逆，食不得入。"《重订广温病论》："溺毒入血，血毒上脑之候，头痛而晕，视力蒙眬，耳鸣，耳聋，恶心呕吐，呼吸带有溺臭，间或猝发癫痫状，甚或神昏痉厥，循衣摸床，撮空，舌苔起腐，间有黑点。"在病及预后转归方面，《灵枢·脉度节十七篇》记载，阴阳俱盛，不得相荣，故曰关格，关格者，不得尽期而死也。《伤寒论》："……若不尿，腹满加哕者难治。"《景岳全书·癃闭》记载，小水不通，足为癃闭，此最危急证也……数日不通，则夺迫难堪，必致危殆。"《证治汇补·癃闭》："既关且格，必小便不通，且夕之间，陡增呕恶，此因浊邪壅塞三焦，正气不得升降，所以关应下而小便不通，格应上而生呕吐，阴阳闭绝，一日即死，最为危候。

　　蔡氏以活血化瘀通淋法治疗1例因挤压而致ARF患者，疗效显著。

　　潘氏用复方大承气汤灌肠治疗创伤性ARF21例，结果显示：治愈 16 例，好转 4 例。

李氏用真武汤合实脾饮加减方治疗肾病综合征并急性肾功能衰竭患者（脾肾阳虚者）6 例，均得到缓解，且完全缓解 5 例。用济生肾气丸加减治疗肾阳气虚者 4 例，缓解 2 例，但无恶化。

刘氏治疗 36 例老年急性肾功能衰竭。其认为中医中药对急性肾功能衰竭的治疗主要在多尿期和恢复期，可以促进其恢复，增强病人体质，主要表现为气阴两虚证，采用益气养阴治则，选用生脉饮合增液汤（西洋参 15g，麦冬 15g，玄参 15g，生地黄 15g，熟地黄 15g，沙参 15g）。不仅治疗了原发病，提高了生存率而且能控制消化道大出血。

朱虹等瘀热相搏贯穿于急性肾衰发病的全过程中，瘀热相搏、湿毒内蕴、三焦壅塞是急性肾功能衰竭的重要病理环节；导邪外出、调畅气血、恢复气化是治疗急性肾功能衰竭防变救逆的着眼点。运用通导瘀热法治疗急性肾功能衰竭，导泻实邪，破瘀与行散并举，解毒与化湿同用，因势利导，移邪外出，邪去腑通，使瘀热无以搏结，血行得以调畅，气机得以条达，血行则气行，气化功能得以恢复。

沈庆法分期治疗 CRF，氮质血症期基本方黑大豆、生大黄、姜半夏、枳实、晚蚕砂（包）、紫苏叶、姜汁黄连、炙甘草，如患者服药时呕吐剧烈，可以先取生姜汁置于舌上数滴，再服药；尿毒症期基本方：熟附块、黑丑、白丑、枳实、厚朴、干姜、党参、晚蚕砂（包）、带皮茯苓、皂荚子、姜半夏、姜竹茹、石菖蒲、广郁金、防己、椒目、炙甘草。

叶任高将慢性肾衰分为本证，标证并分型辨证论治。其中本证为五型：脾肾气虚型，治宜健脾补肾，方选参苓白术散合右归丸加减；脾肾阳虚型，治宜温补脾肾，方选真武汤加减；肝肾阴虚型，治宜滋养肝肾，方选六味地黄丸合二至丸加减；气阴两虚型，治宜益气养阴，方选参芪地黄汤加减；阴阳两虚型，治宜阴阳双补，方选地黄饮子或济生肾气丸加减。标证分三型：湿浊犯胃型，治宜清热化湿，和胃降浊，方选黄连温胆汤加减；浊阴上逆型，治宜化痰祛浊开窍，方用涤痰汤加减；肝阳上亢型，治宜滋阴潜阳，镇肝熄风，方选镇肝熄风汤加减。同时其临床亦常用自拟"肾衰方"治疗本病，药用党参、白术、北黄芪、麦冬、生牡蛎（先煎）、丹参、当归、赤芍、大黄（后下）等。

张琪对本病也采用分期治疗，肾功能不全代偿期以补脾益肾为主，兼以利水消肿，活血化瘀，重在恢复正气，扶正祛邪，使肾功能得以恢复，常用脾肾双补方：黄芪、党参、白术、当归、山药、何首乌、淫羊藿叶、仙茅、菟丝子、女贞子、枸杞子、山茱萸、熟地黄、五味子、丹参、当归、益母草、山楂；慢性肾功能不全失代偿期及肾功能衰竭期以补脾肾，泻湿浊，解毒活血为治疗原则，方用扶正化浊活血汤：红参、白术、茯苓、菟丝子、熟地黄、淫羊藿叶、黄连、大黄、草果仁、半夏、桃仁、红花、赤芍、甘草、丹参。

刘宝厚也将慢性肾衰分为四型进行辨证治疗。脾肾气虚血瘀型，若为浊邪热化，治以健脾降逆，和胃清热，方用温脾汤合黄连温胆汤加减；若为浊邪寒化，则治以健脾降逆，温中止呕，方用温脾汤合吴茱萸汤或香砂六君子汤加减。肝肾阴虚，肝风内动型，治以平肝熄风，育阴潜阳，方用大定风珠加减。脾肾阳虚，心阳不振型治以回阳救逆，方用四逆汤合参附龙牡汤加减。气阴两虚，血热妄行型，治以凉血清热，解毒开窍，方用犀角地黄汤加减。另外，刘宝厚对早、中期慢性肾衰竭也常选用自拟的肾复康3号颗粒联合降氮胶囊治疗。肾复康3号颗粒（无糖型）由黄芪、党参、熟地黄、山茱萸、淫羊藿、巴戟天、穿山甲、泽兰等组成，具有益气温肾，健脾活血之功效；降氮胶囊由大黄、红花等组成，具有泻浊解毒、活血化瘀作用。

陈以平对于慢性肾衰稳定期，治以健脾补肾，益气养血，辅以通腑泄浊，方用陈氏尿A方：党参、丹参、枸杞子、黄精、巴戟天、鸡血藤、黄芪、当归、何首乌、肉苁蓉、制大黄；对于标实之湿热证，以扶正祛邪，化湿清热的陈氏尿B方治疗，药用柴胡、黄芩、白术、白芍、枸杞子、菊花、紫苏、川黄连、半夏、砂仁、六月雪、制大黄；对于瘀血证及肾性高血压，以活血祛瘀的陈氏尿C方治疗，药用黄芪、川芎、葛根、杜仲、桑寄生、枸杞子、益母草、党参、丹参、制大黄、地骨皮、黄芩、莲子肉、白术；对于里热内盛，夹毒夹瘀的外感证，以清热解毒，活血通腑的陈氏尿D方治疗，药用白花蛇舌草、忍冬藤、紫花地丁、白茅根、丹参、生地黄、赤芍、槟榔、莪术、制大黄；对于肾性贫血，以陈氏补肾生血方治疗，药用黄芪、当归、淫羊藿、巴戟天、鸡血藤、黄精、制大黄。

聂氏等：通过对200例慢性肾衰病例调查分析，证实慢性肾衰的病机为本虚标实，虚实夹杂，正虚为本，邪实为标。正虚以气阴两虚为主，阴阳两虚，脾肾气虚其次。单纯脾肾阳虚，肝肾阴虚少见。病位在脾、肾、肝三脏。夹邪主要为湿热，其次为风燥、风动、水气、瘀血、湿浊，一个病例可同时兼见数邪。慢性肾衰发病多在 40 岁以后，女性多于男性。慢性肾衰的治疗宜以益气养阴为主，兼顾祛邪，温燥之药须慎用。他们的经验是将慢性肾衰分为虚损期和关格期治疗，虚损期主要以参芪地黄为主加味，关格期主要以苏叶黄连汤或黄连温胆汤为主进退。

邱模炎等：赵绍琴教授认为 CRF 基本病机为湿热之邪深入营血，络脉瘀阻，日久蕴郁成毒，以邪实为主，多热多瘀，治疗当以清化湿热、凉血化瘀的基本治法贯穿始终。

成瑞玲：通过肾衰宁胶囊对单侧输尿管梗阻（UUO）小鼠肾间质纤维化的作用研究。发现它能够降低肾脏组织中胶原 a 的表达水平及减少 α - SMA 的表达，抑制成纤维细胞的生成使 ECM 的合成减少，而抑制系膜细胞和小管上皮细胞的增殖，抑制小管间质中 MyoB 的数目和胶原的聚积，从而起到了对肾脏的保护作用。

霍长亮等：使用中药足浴方麻黄、桂枝、附子、透骨草、桃仁、红花、当归、白花蛇舌草、苦参各 30g 诸药合用，可达到发汗泻浊、化瘀解毒之功。研究发现中药足浴能祛除蛋白尿，降低肌酐、且见效快，疗程短，疗效可靠，无毒副作用，操作简便。

张磊磊等：通过益肾液离子导入治疗慢性肾功能衰竭肾

阳虚证的临床观察，疗效显著。分析益肾液离子导入针对肾阳虚证 CRF 患者，可能主要通过以下几方面发挥治疗作用：①调节机体免疫功能，改善肾小球滤过率，调节蛋白质代谢；②改善血液循环，抗炎，抗凝血，改善肾脏微循环；③促进钙化骨形成，对肾性骨病有良好防治作用；④促使血细胞增殖、分化、成熟，对机体造血功能有重要作用，改善肾性贫血。

周圆等：王琛教授认为慢性肾衰的基本病机为脾肾气虚、湿瘀内蕴，气虚血瘀是推动病情发展的重要因素。他从"气血互根"论治本病，具体施以温阳益气、滋养阴血、化瘀泄浊诸法，邪正兼顾，气血同调，获得较好的疗效。

李莹：观察益肾活血汤治疗慢性肾衰（CRF）的临床疗效。将 72 例慢性肾衰患者随机分为两组，治疗组和对照组各 36 例。在基础治疗之上治疗组加用益肾活血汤治疗，对照组加用尿毒清颗粒治疗，疗程 3 个月，治疗结束后对两组患者疗效进行对照比较。结果治疗结束后统计总有效率，治疗组为 83.33%，对照组为 66.67%，治疗组明显高于对照组（$P<0.05$）；统计中医症状积分，治疗组明显低于对照组（$P<0.05$）；两组患者血肌酐（Scr）、血尿素氮（BUN）、内生肌酐清除率（Ccr）与治疗前比较均具有统计学意义（$P<0.05$），并且治疗组各项实验室指标改善程度均优于对照组（$P<0.05$）。益肾活血汤治疗慢性肾衰的临床疗效较尿毒清颗粒更为理想，能够有效降低血肌酐、血尿素氮并提升内生肌酐清除率。

六、结语

肾功能衰竭多因肾脏感染、中毒和过敏导致肾小球缺血、坏死以及肾动脉硬化，临床以尿素氮、肌酐增高，肾小球滤过率下降，出现氮质血症，水、盐代谢紊乱，代谢性酸中毒和尿毒症为诊断要点。

急性肾功能衰竭，外感风邪以越婢加术汤、小青龙汤、五味消毒饮加减；热毒伤肾犀角地黄汤、清营汤、五味消毒饮加减；肾阳虚衰浊毒上泛以桃核承气汤、柴胡桂枝汤、参附龙牡救逆汤加减；气阴两伤以杞菊地黄汤、归脾汤、参麦饮加减。

慢性者肾阳虚衰，湿浊瘀毒是慢性肾功能衰竭的主要病机，以阳虚为主，与肺、脾、肾三脏功能虚损有关。肺脾气虚，湿浊内停，用芡实合剂加减；脾肾阳虚，瘀血阻络，用济生肾气丸、复方益肾汤加减；肝肾阴虚，脉络瘀滞，用杞菊地黄汤、冠心Ⅱ号加味；肾阳虚衰，湿浊瘀毒，用桂附八味丸、复方益肾汤加味；肾功能衰竭，病情发展至尿毒症期，BUN、Cr持续增高，用桂附八味九、肾衰合剂加减。